静脉治疗
护理技术操作
标准化程序

福建省护理质量控制中心　组织编写

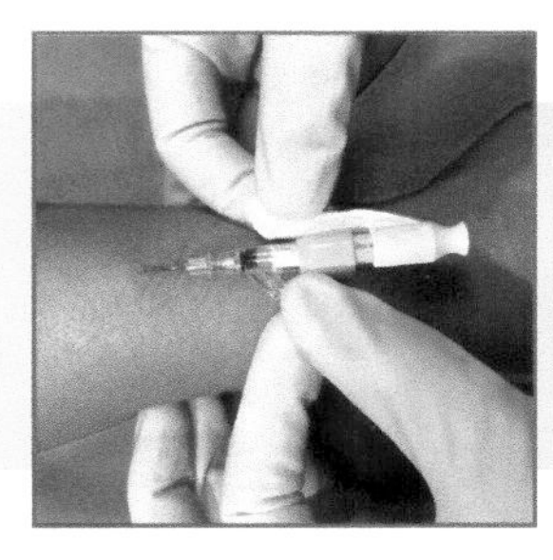
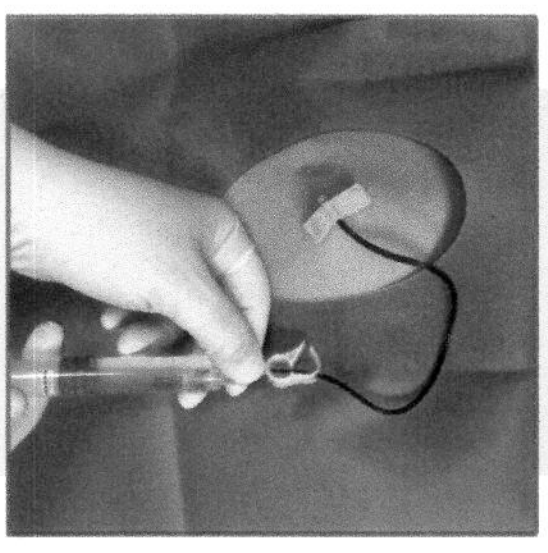
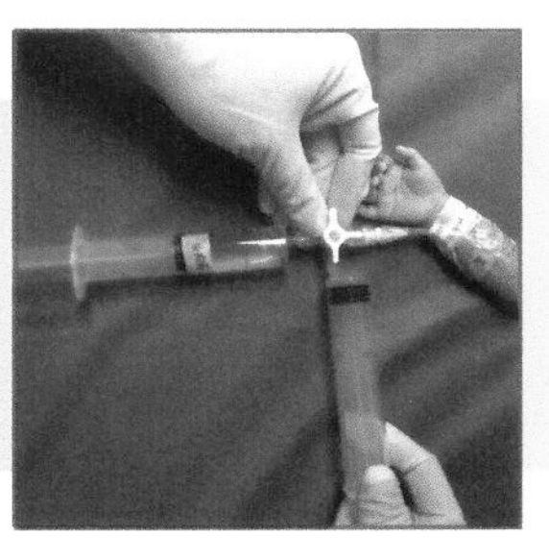

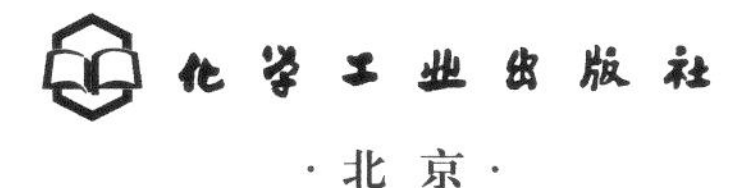
化学工业出版社
·北京·

本书图文结合，介绍成人和新生儿的静脉治疗护理技术操作标准化程序，包括外周静脉留置针（PVC）、经外周静脉置入中心静脉导管（PICC）的置管操作及外周静脉留置针、经外周静脉置入中心静脉导管、中心静脉导管、植入式静脉输液港（PORT）的维护及其并发症的处理。书中不仅给出了每一步操作的标准化程序，还有详细讲解了各步骤的操作细节。

本书内容全面、实用，适合临床护理人员和护理专业学生阅读。

图书在版编目（CIP）数据

静脉治疗护理技术操作标准化程序/福建省护理质量控制中心组织编写. —北京：化学工业出版社，2017.9（2024.6重印）
ISBN 978-7-122-30340-0

Ⅰ.①静… Ⅱ.①福… Ⅲ.①静脉内注射-输液疗法-护理-技术操作规程 Ⅳ.①R457.2-65

中国版本图书馆CIP数据核字（2017）第181294号

责任编辑：戴小玲　　文字编辑：李　玥
责任校对：边　涛　　装帧设计：韩　飞

出版发行：化学工业出版社（北京市东城区青年湖南街13号　邮政编码100011）
印　　装：涿州市般润文化传播有限公司
710mm×1000mm　1/16　印张11　字数208千字　2024年6月北京第1版第8次印刷

购书咨询：010-64518888　　售后服务：010-64518899
网　　址：http://www.cip.com.cn
凡购买本书，如有缺损质量问题，本社销售中心负责调换。

定　价：98.00元

编 者 名 单

主　　编　卢　苇　邱艳容　王小芳

副 主 编　刘闾闾　林丽惠　郑素惠　青　菁

编写人员　卢　苇　邱艳容　王小芳　刘闾闾　林丽惠

郑素惠　青　菁　林　琴　林　颖　黄巧红

陈美榕　涂　晶　卓瑞燕　魏平珠　潘　虹

主　　审　李　红

前　言

FOREWORD

静脉治疗技术是一项基本且应用广泛的临床护理实践活动，但随着临床静脉治疗技术多途径、多样化的应用，其复杂性和风险性也日益增加，对静脉治疗护理技术操作也提出了更高的专业要求。为规范护理人员的技术操作，提高静脉治疗的护理质量，中华人民共和国国家卫生和计划生育委员会于2014年5月1日正式实施卫生行业标准《静脉治疗护理技术操作规范》，适用于全国各级各类医疗机构从事静脉治疗护理技术的医务人员，该标准从术语定义、基本要求、操作程序、相关并发症处理原则、职业防护等方面进行了全面规范，对指导临床静脉治疗护理实践起到非常重要的作用。

为了解《静脉治疗护理技术操作规范》的临床执行情况，福建省护理质量控制中心组织静脉治疗护理专家分批到省属及各区市三级医院进行为期三个月的调研和专题讲座。调研结果反馈和分析显示，该标准在临床静脉治疗护理工作中得到有效执行，但在具体实施过程中仍存在“本土化”特色，规范性亟待提高，临床护士呼吁更为细化、直观和统一的静脉治疗护理技术操作流程。

为此，福建省护理质量控制中心组织编写《静脉治疗护理技术操作标准化程序》，本书遵循《静脉治疗护理技术操作规范》的总体要求，由长期从事静脉治疗护理的专科护士及相关专业专家结合临床工作经验和体会共同编写。本书图文并茂、直观形象，对外周静脉留置针（PVC）、经外周静脉置入中心静脉导管（PICC）的置管操作及外周静脉留置针（PVC）、经外周静脉置入中心静脉导管（PICC）、中心静脉导管（CVC）、植入式静脉输液港（PORT）的维护操作标准化程序进行了详细的阐述，以及常见并发症的处理，期待本书能够对统一规范静脉治疗护理技术操作工作起到指导与帮助作用。

本书在编写过程中，得到了福建省立医院、福建医科大学附属协和医院、福建医科大学附属第一医院、福建省妇幼保健院、福建省肿瘤医院和厦门大学附属中山医院等护理部的大力支持，此外，特别感谢福建省护理质量控制中心副主任许乐以及方东萍、钱小芳和骆惠玉等的指导与帮助，在此对全体成员一并表示最衷心的感谢。

本书在编写内容上难免会出现不足，希望各位读者批评指正，我们会不断完善改进。

编 者

2017年4月

目 录

CONTENTS

1 外周静脉留置针置管

2 传统方式经外周静脉置入中心静脉导管置管（瓣膜式）

3 超声引导下经外周静脉置入中心静脉导管置管（瓣膜式）

4 超声引导下经外周静脉置入高压注射型中心静脉导管置管

5 外周静脉留置针维护

6 经外周静脉置入中心静脉导管维护

7 经外周静脉置入高压注射型中心静脉导管维护

8 中心静脉导管维护

9 植入式静脉输液港维护

10 输液接头维护

11 血管通路装置相关的并发症

12 新生儿外周静脉留置针置管

13 新生儿外周静脉留置针维护

14 新生儿经外周静脉置入中心静脉导管置管（前端开口式）

15 新生儿经外周静脉置入中心静脉导管维护

16 新生儿经外周静脉置入中心静脉导管置管后导管血凝性不完全堵塞的处理

17 新生儿经外周静脉置入中心静脉导管置管后导管血凝性完全堵塞的处理

18 新生儿经外周静脉置入中心静脉导管置管后导管移位的处理

19 新生儿经外周静脉置入中心静脉导管置管后机械性静脉炎的处理

20 新生儿经外周静脉置入中心静脉导管置管后穿刺点渗血的处理

附录A 六步洗手法

附录B 中华人民共和国卫生行业标准静脉治疗护理技术操作规范

参考文献

1 外周静脉留置针置管

1.1 用物准备

如图1.1所示，准备免洗手消毒液、2%葡萄糖酸氯己定乙醇溶液、消毒棉棒1包、密闭式防针刺伤型留置针1副、输液接头1个、6cm×7cm透明敷料1贴、5mL预充式导管冲洗器1支[1]、清洁手套1副、胶布、止血带、弯盘。（易发生血源性病原体职业暴露的高危病区宜选用一次性安全型注射和输液装置。）

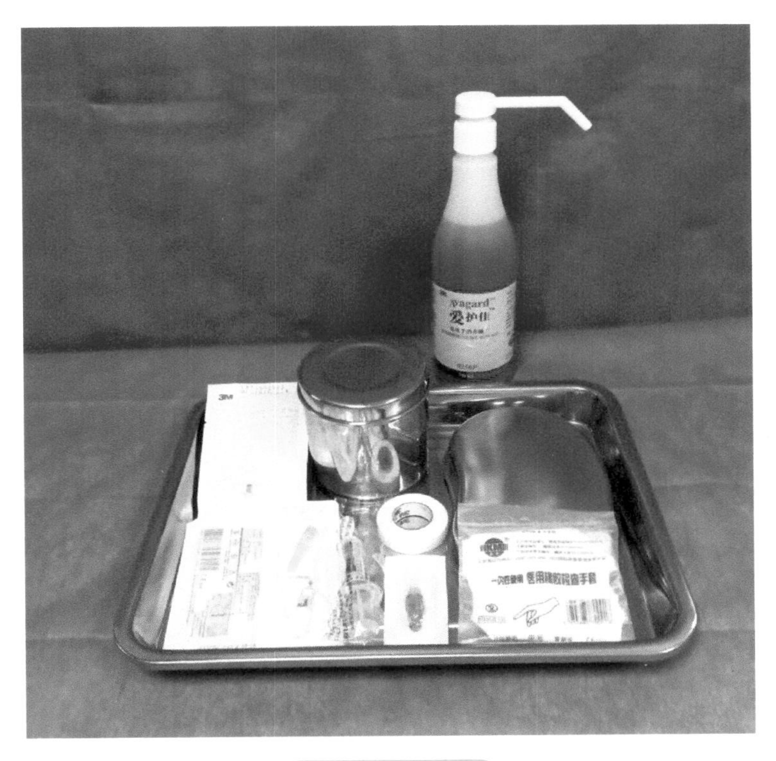

图1.1 用物准备

[1] 无预充式导管冲洗器的可使用相应规格的注射器及冲洗液。

1.2 静脉留置针穿刺的操作流程

1.2.1 核对

检查用物，用两种以上方式核对患者身份（图1.2）。

1.2.2 手卫生

执行六步洗手法，整个步骤不少于15s（图1.3）。

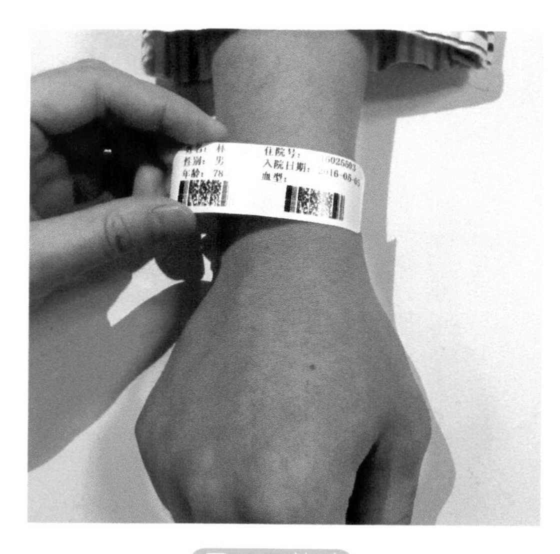

图1.2 核对

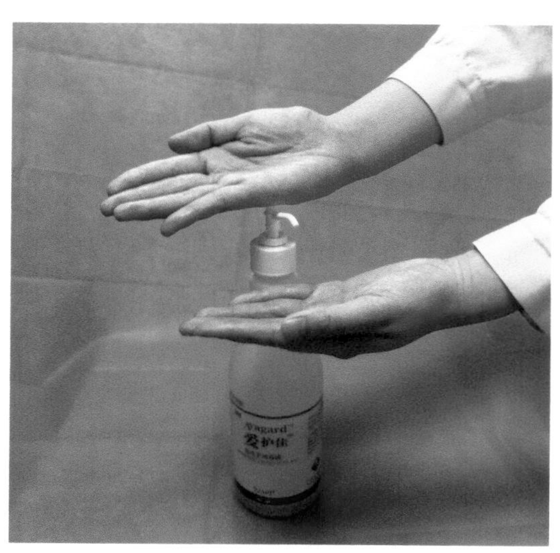

图1.3 手卫生

1.2.3 准备无菌敷料及留置针

如图1.4所示，打开无菌透明敷料外包装，放置在治疗盘内，待用；如图1.5所示，打开留置针外包装，放置在治疗盘内，待用。

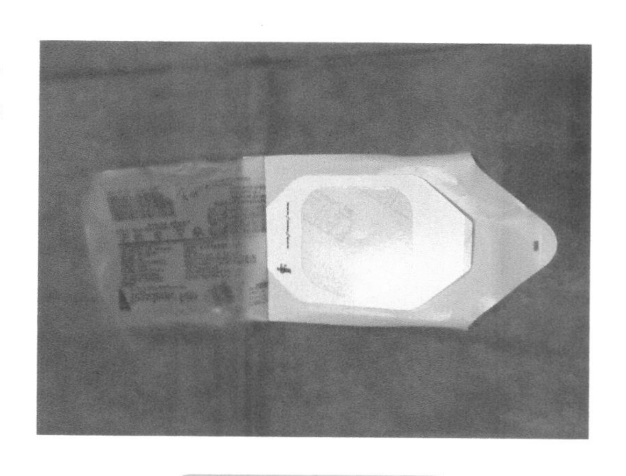

图1.4 准备无菌敷料

1.2.4 选择血管

选择穿刺静脉，首选前臂静脉，避开静脉瓣、关节部位以及瘢痕、炎症、硬结等处的静脉，穿刺点上方6～10cm处扎止血带（图1.6）。

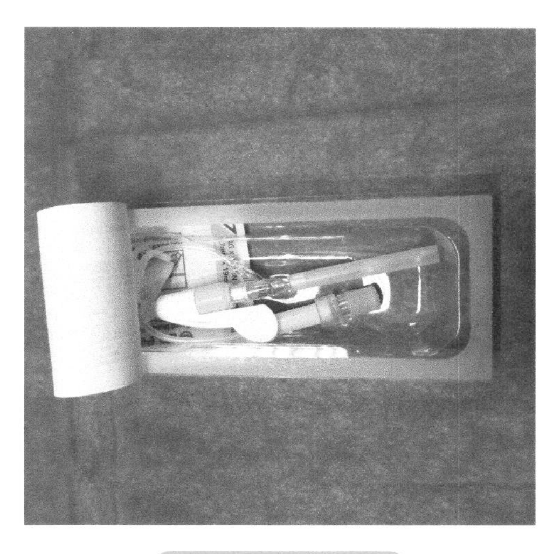

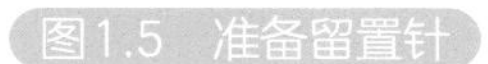

图1.5 准备留置针

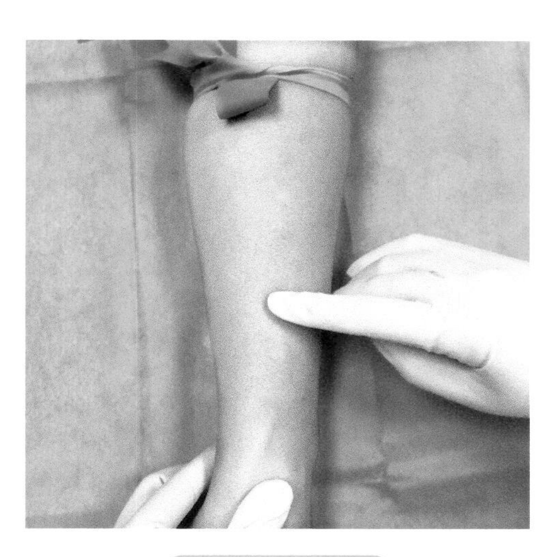

图1.6 选择血管

1.2.5 皮肤消毒

戴清洁手套，正确消毒皮肤两遍，消毒范围直径≥8cm，应大于无菌透明敷料范围，待干（图1.7）。

1.2.6 取出留置针

取出留置针，拇指和示指持针座部位，中指及环指持输液接头部位，勿污染肝素帽及针头部位（图1.8）。

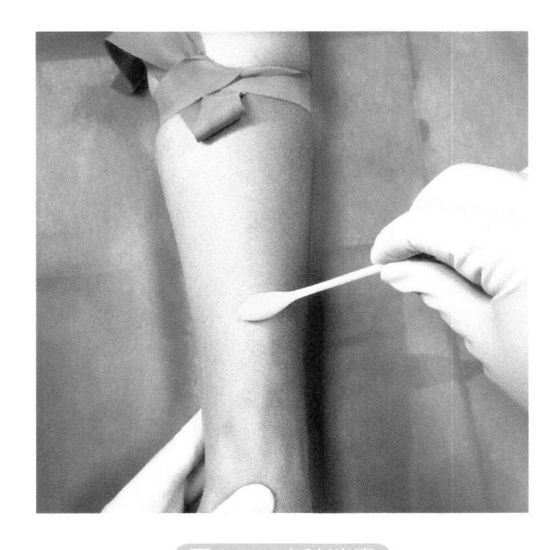

图1.7 皮肤消毒

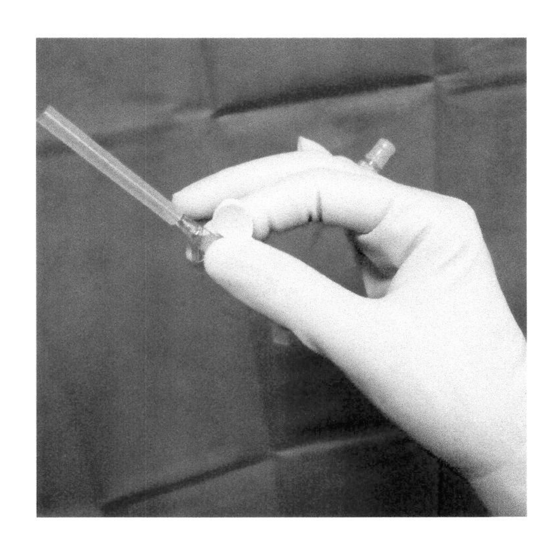

图1.8 取出留置针

1.2.7 松动针芯

连接预充式导管冲洗器，一手持针座，一手垂直向上除去护针帽（图1.9）；一手持针座，一手持针翼部位，松动留置针针芯（左右旋转）（图1.10）。

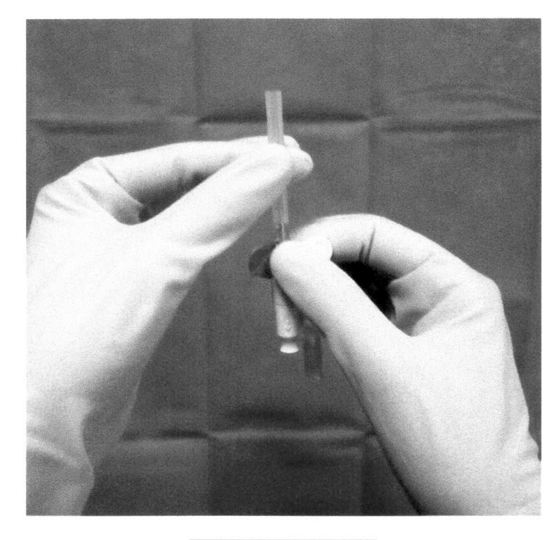

图1.9 取护针帽

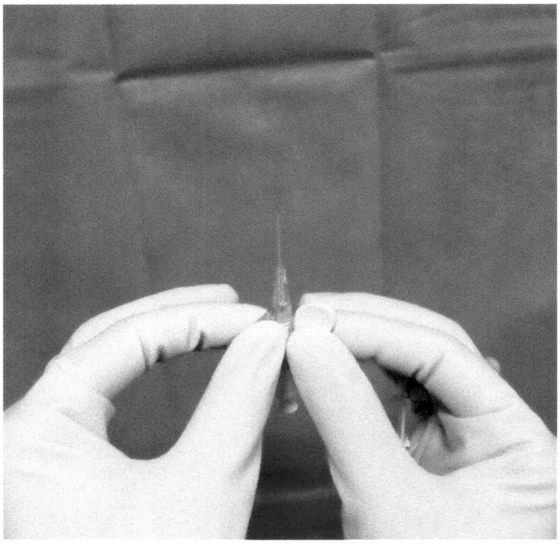

图1.10 松动针芯

1.2.8 排气

排净留置针内空气，检查空气已排尽（图1.11）。

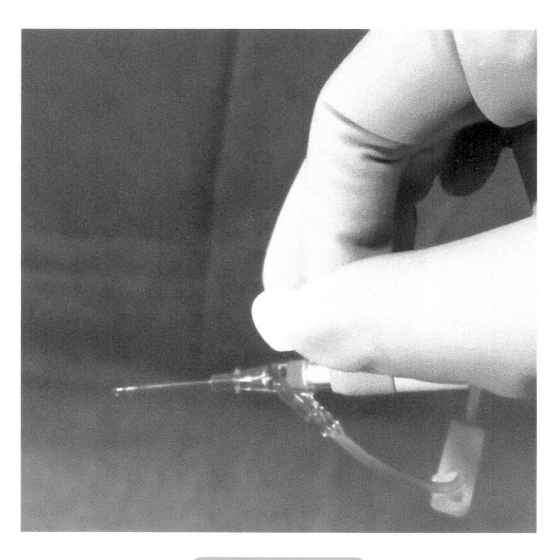

图1.11 排气

1.2.9 穿刺

（1）绷紧皮肤，留置针与皮肤呈15°～30°角刺入静脉（图1.12）。

（2）见回血后将进针角度降低至5°～10°，再进针0.2cm（图1.13）。

（3）一手固定针座，一手撤针芯0.2～0.3cm（图1.14）。

（4）手持针座将导管全部推送至血管内（图1.15），松止血带。

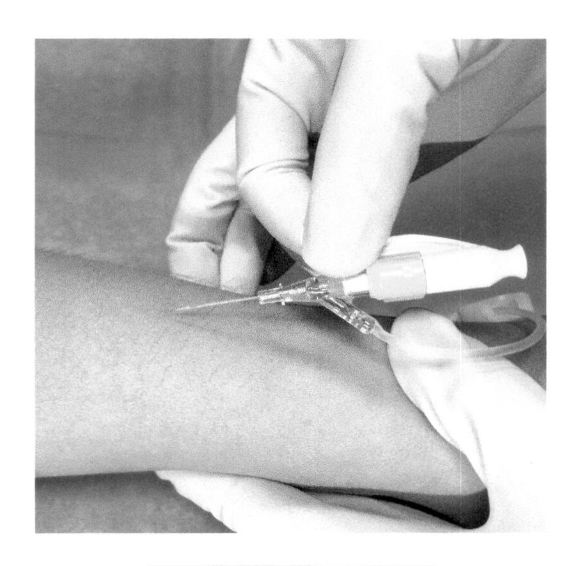

图1.12 15°～30°穿刺

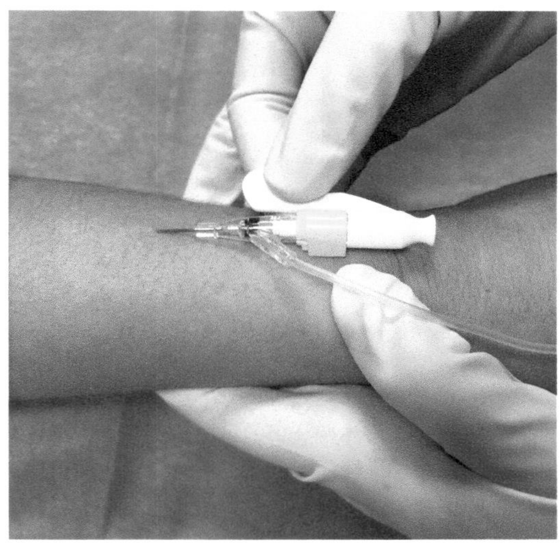

图1.13 降角度再进针

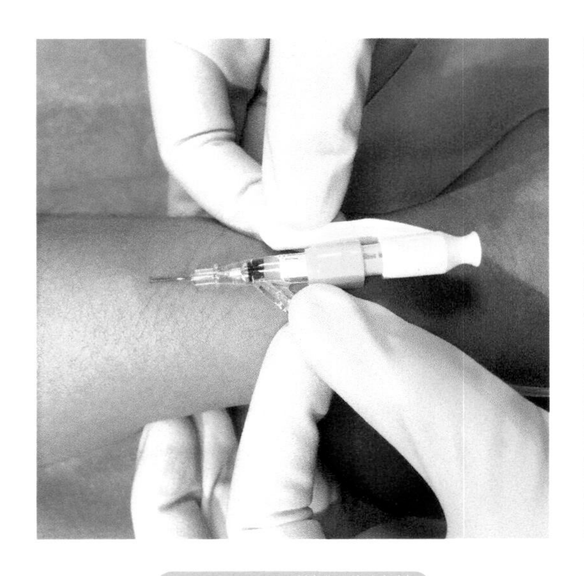

图1.14 后撤部分针芯

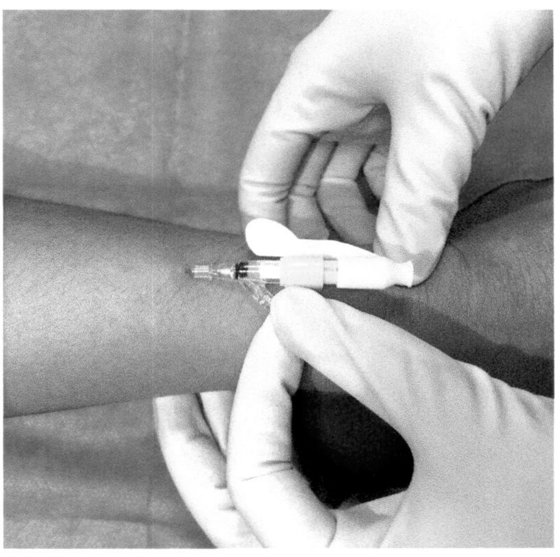

图1.15 送管

（5）撤针芯 一手固定针座，一手持针座末端，后撤针芯直至保护装置自动激活并脱落（图1.16）。

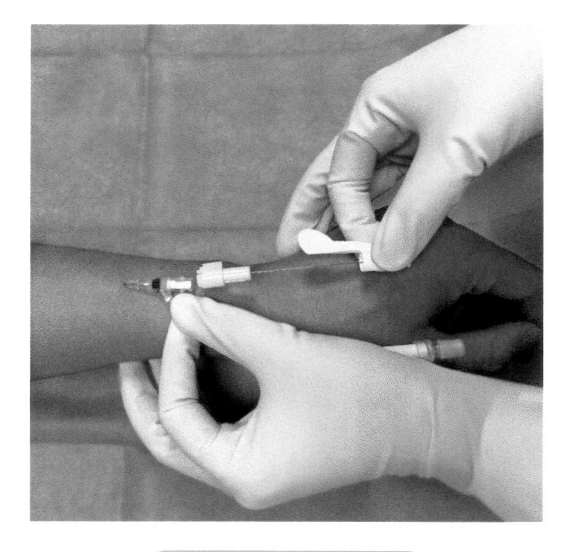
图1.16 完全撤出针芯

1.2.10 固定敷料（一捏二抚三压手法）

（1）粘贴无菌透明敷料，敷料区域无菌干燥，撕除敷料背面离型纸，无菌透明敷料面朝下，单手持膜，敷料预切口朝向针座方向，将敷料中央对准穿刺点，无张力自然垂放，达到最大无菌屏障（图1.17）。

（2）塑形 用拇指及示指指腹捏导管突起部分及针座，排除空气，避免水汽产生（图1.18）。

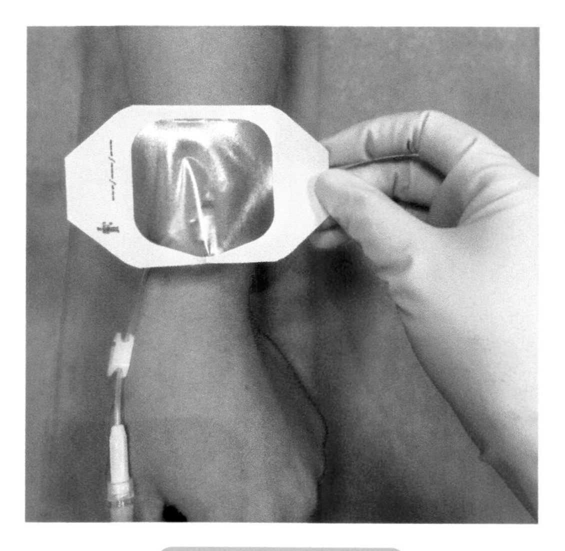
图1.17 无张力持膜

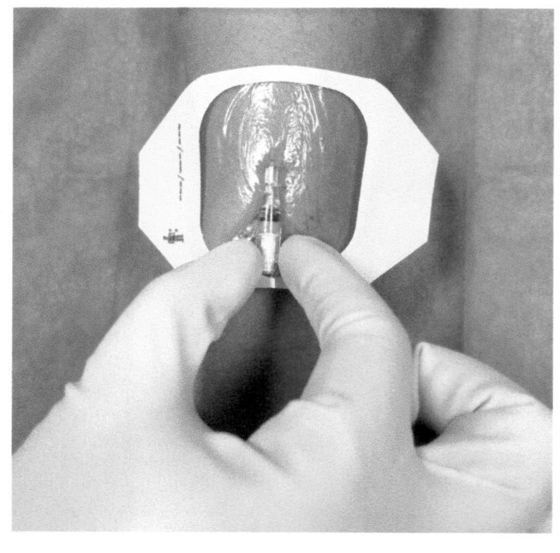
图1.18 塑形

（3）抚平 用拇指抚平整片敷料边框，排除敷料下空气，使敷料与皮肤充分黏合（图1.19）。

（4）按压 从预切口处移除边框，同时按压透明敷料，边撕边框边按压（图1.20）。

1.2.11 标识

在记录纸上注明置管日期、时间及操作者姓名，将其横贴在针座尾端，封闭针座

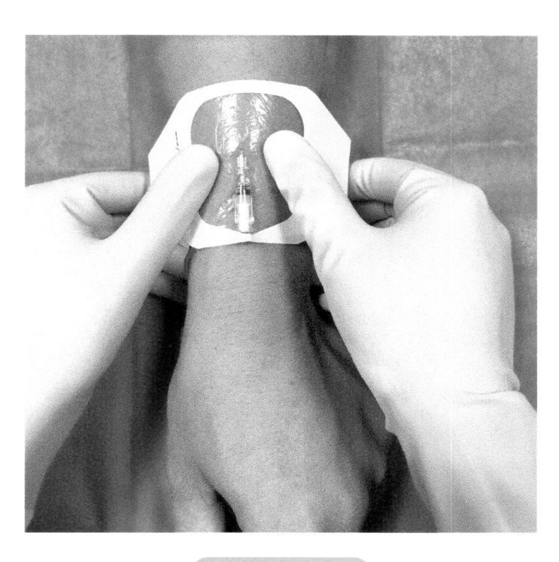

图1.19　抚平

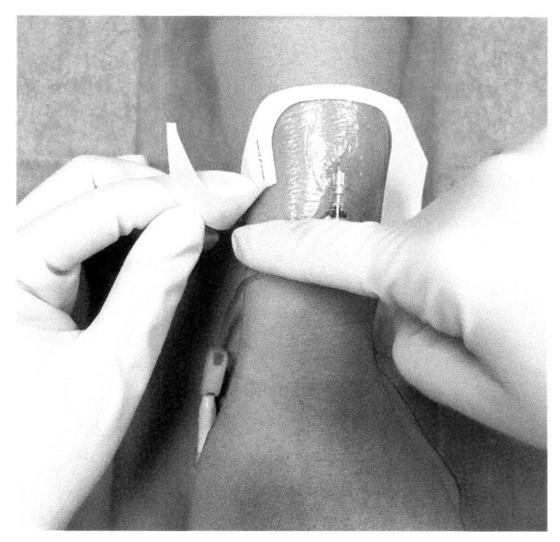

图1.20　按压

（图1.21）。

1.2.12　固定延长管

延长管用高举平台法U形固定，肝素帽/输液接头要高于导管尖端，且与血管平行（图1.22）。

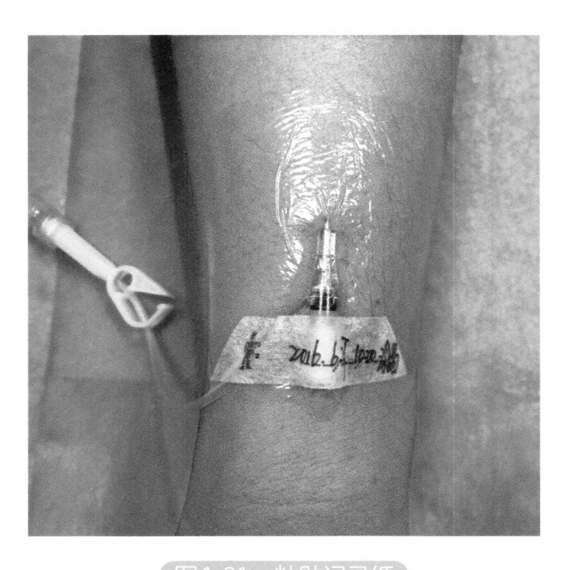

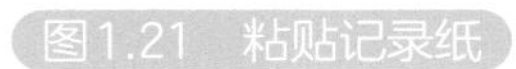

图1.21　粘贴记录纸

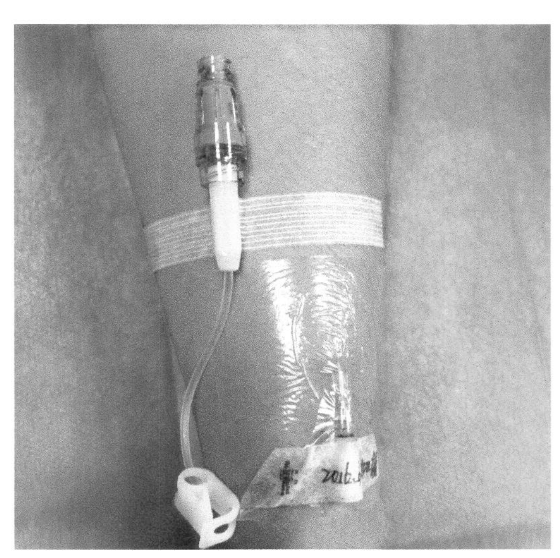

图1.22　延长管固定

1.2.13 手卫生

整理用物，脱手套，用六步洗手法洗手，整个步骤不少于15s。

1.2.14 健康教育

（1）嘱患者避免置管侧肢体下垂，以免由于重力作用造成回血堵塞导管。

（2）嘱患者置管侧肢体可适当活动，但避免剧烈运动。

（3）嘱患者淋浴时需做好防水措施，可使用保鲜膜包裹穿刺部位及敷料包裹区域。

（4）嘱患者每日观察穿刺点及周围皮肤的情况；若发现皮肤瘙痒、过敏、穿刺点红肿疼痛等异常现象，应及时告知护士。

（5）若穿刺部位渗血、渗液，应及时予以更换敷料。

（6）穿刺部位敷料发生松动、污染等完整性受损时需立即更换敷料。

2 传统方式经外周静脉置入中心静脉导管置管（瓣膜式）

2.1 置管前准备

2.1.1 核对医嘱

PICC置管术及置管后胸部X线检查。

2.1.2 签署PICC置管同意书

与患者谈话，告知置管的方法、目的以及可能出现的并发症，取得同意后患方签署PICC置管知情同意书。

2.1.3 评估患者

评估患者年龄、治疗方案、使用药物、血管情况、凝血功能、心理状态等。

2.1.4 环境准备

置管操作室环境应清洁、明亮，每日早晚各使用空气消毒机消毒1次，每次30min。

2.1.5 患者准备

洗净双臂，更换清洁患服，排尿、排便，戴口罩、圆帽；学习配合头位辅助压闭同侧颈内静脉动作（图2.1），以防导管误入颈内静脉。

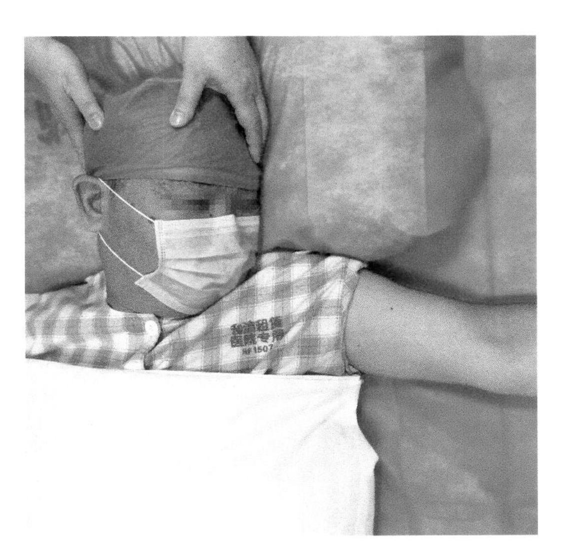

图2.1 患者准备

2.1.6 操作者准备

用六步洗手法洗手，戴口罩、圆帽。

2.1.7 用物准备

免洗手消毒液、75%酒精、2%葡萄糖酸氯己定乙醇溶液、0.9%氯化钠注射液250mL 1袋、20mL注射器2支、输液接头1个、PICC穿刺套件、PICC穿刺敷料包（内含铺巾、孔巾、无菌手套、无菌手术衣、10cm×12cm透明敷料、灭菌剪刀、纸尺、灭菌止血带、纱布、棉球等）、胶布、纸尺、《PICC维护手册》（图2.2）。

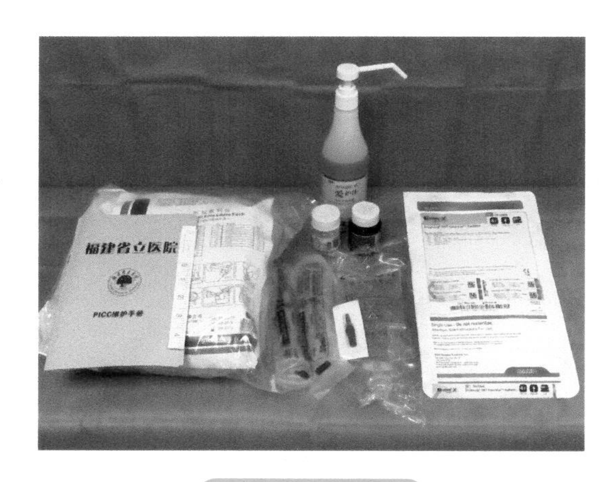

图2.2 用物准备

2.2 置管步骤

2.2.1 核对

核对医嘱，携物品至床旁，用两种以上方法核对患者身份。

2.2.2 体位摆放

协助患者取平卧位或半卧位，充分暴露置管部位（图2.3）。

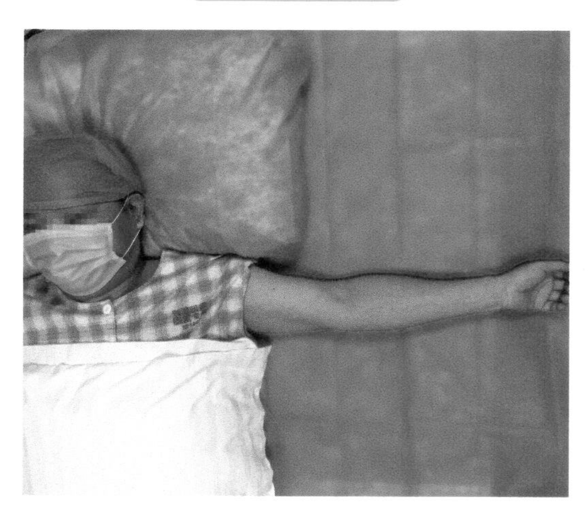

图2.3 体位摆放

2.2.3 确定置管静脉

如图2.4所示，首选贵要静脉，其次为肘正中静脉、头静脉（肘下两横指处进针最佳）。

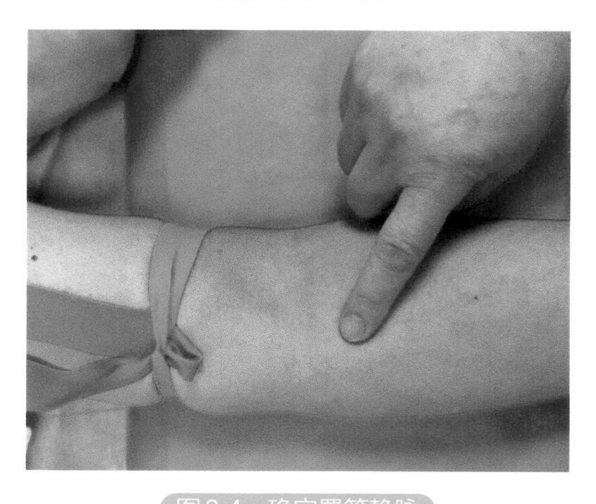

图2.4 确定置管静脉

2.2.4 测量

（1）测量导管置入长度　上臂外展与躯干呈90°角，测量长度为从预穿刺点至右胸锁关节再向下反折至第三前肋间隙距离减去1～2cm（图2.5）。

（2）测量臂围　分别测量双侧肘上10cm处上臂臂围（图2.6）。

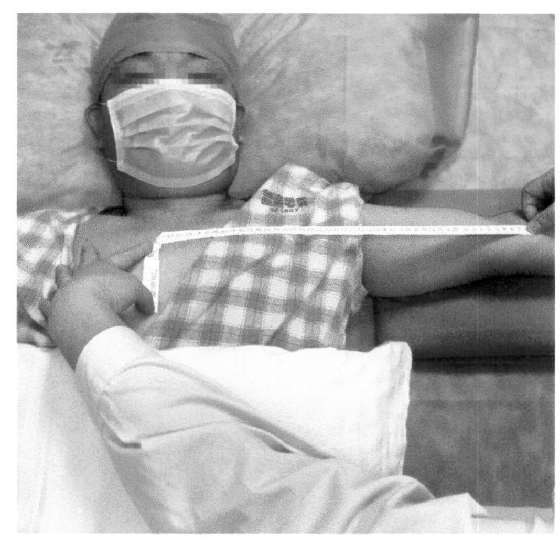

图2.5 测量导管置入长度

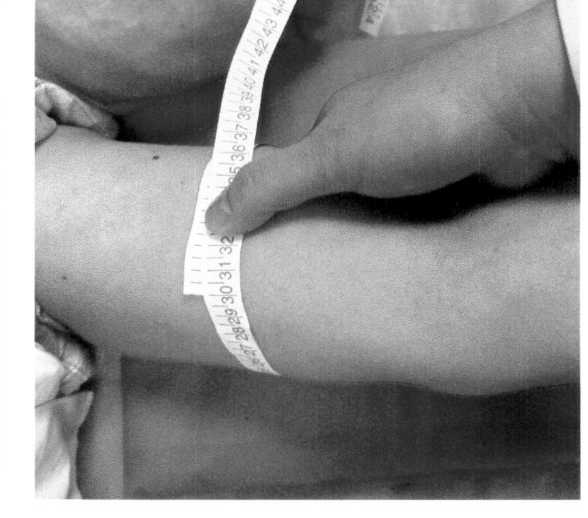

图2.6 测量臂围

2.2.5 建立无菌区

（1）操作者使用免洗手消毒液消毒双手；检查敷料包有效期，有无潮湿、破损、漏气等情况；打开敷料包，戴无菌手套。

（2）消毒皮肤 如图2.7所示，臂下铺防污巾，用75%酒精棉球以穿刺点为中心清洁皮肤，至少两遍（范围直径≥20cm），待干；用2%葡萄糖酸氯己定乙醇溶液棉球消毒整臂皮肤，至少两遍（消毒范围直径≥20cm）（图2.8），待干。

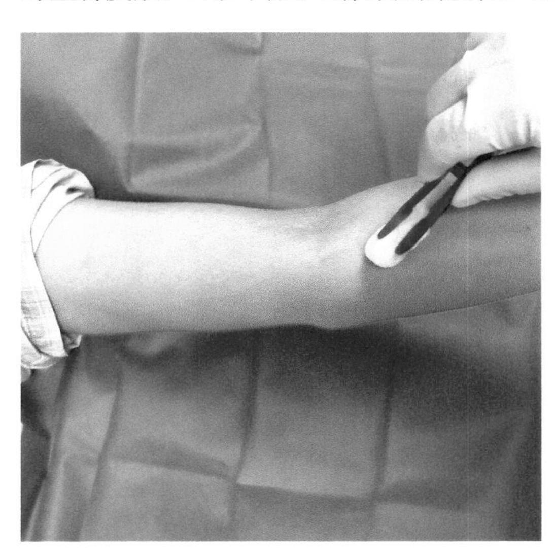

图2.7 酒精棉球消毒皮肤

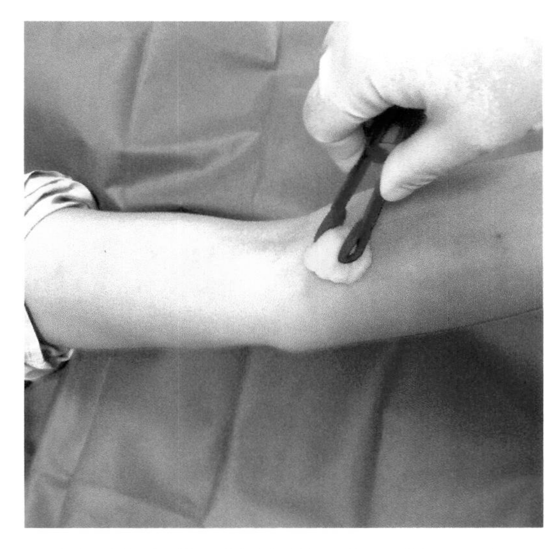

图2.8 2%葡萄糖酸氯己定乙醇溶液棉球消毒皮肤

（3）穿手术衣，更换无菌手套　脱手套，用免洗手消毒液消毒双手，穿手术衣，无接触式戴无菌手套（图2.9）。

（4）最大化铺巾　患者臂下铺无菌小铺巾，穿刺点上方松扎灭菌止血带，铺无菌大铺巾覆盖患者全身，铺孔巾暴露穿刺点（图2.10）。

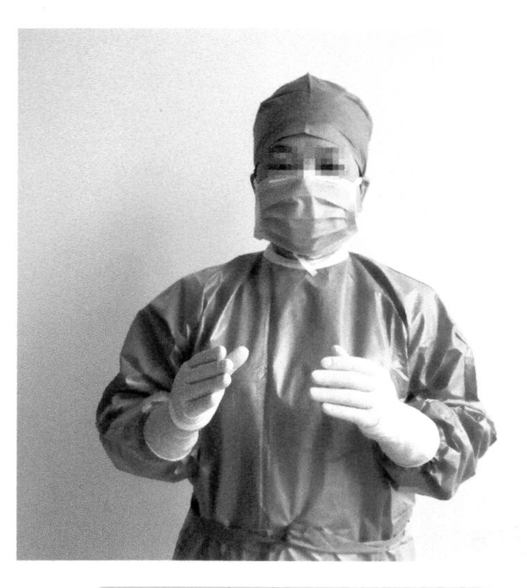

图2.9　穿手术衣，更换无菌手套

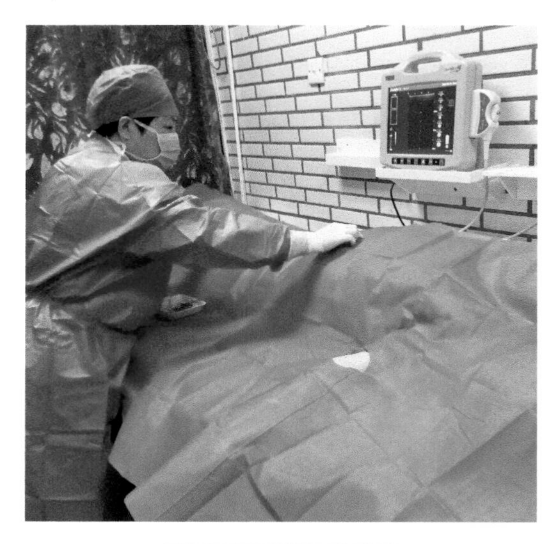

图2.10　最大化铺巾

（5）投递无菌物品　助手按无菌操作原则将所需无菌用物投入无菌铺巾区域内（图2.11）。

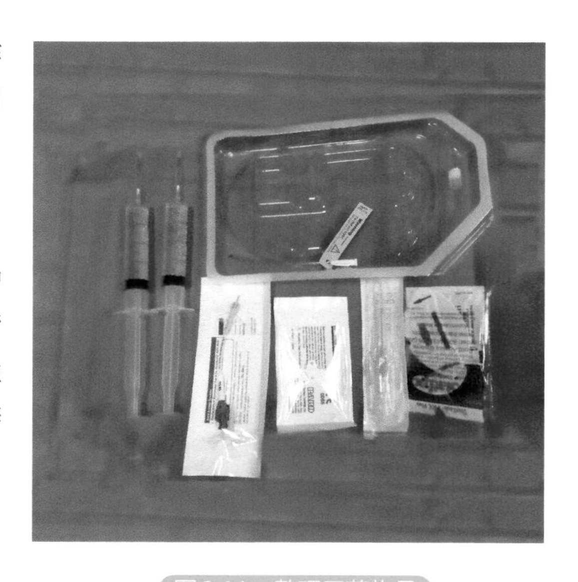

图2.11　整理无菌物品

2.2.6　预冲PICC导管及套件

用20mL注射器抽吸生理盐水，预冲延长管、减压套筒、输液接头，浸润导管外部，预冲导管，注意观察导管的完整性（图2.12）；适度揉搓导管末端激活三向瓣膜（图2.13）。

2.2.7　扎止血带

扎紧止血带，嘱患者握拳（图2.14）。

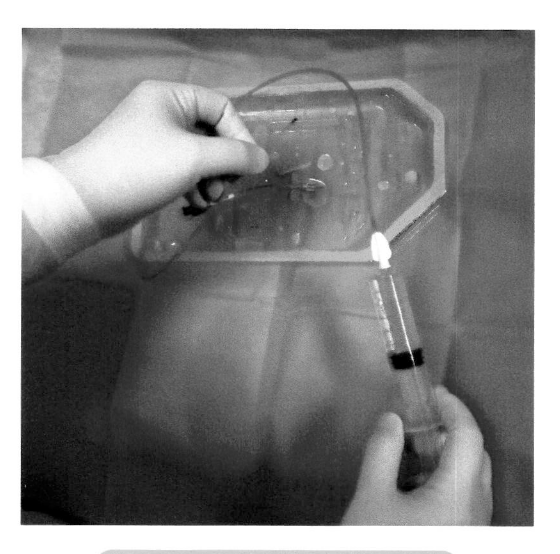

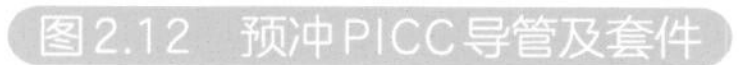

图2.12 预冲PICC导管及套件

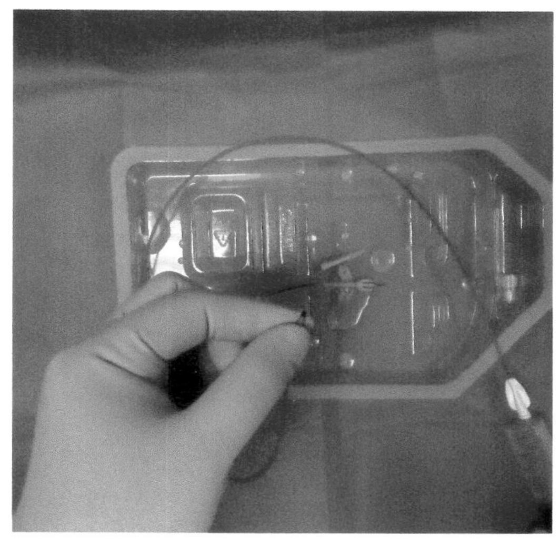

图2.13 揉搓导管末端

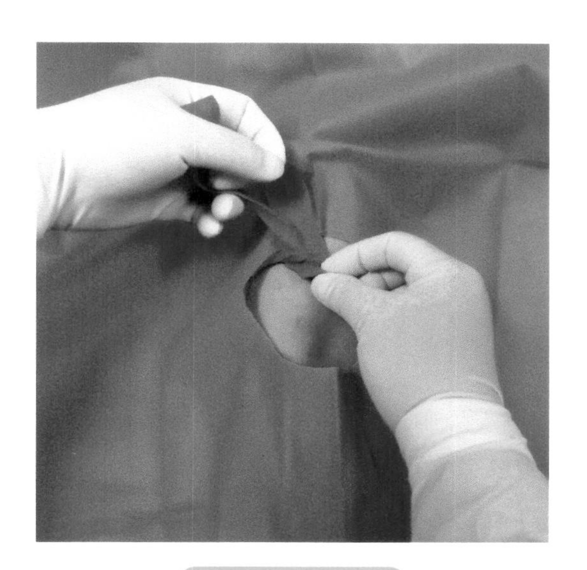

图2.14 扎止血带

2.2.8 施行静脉穿刺

（1）静脉穿刺，送导入鞘 绷紧皮肤，以15°～30°角穿刺，见回血后降低角度再进针0.5cm（图2.15）；一手保持针芯的位置不动，一手推进导入鞘全部进入血管，松止血带，嘱患者松拳（图2.16）。

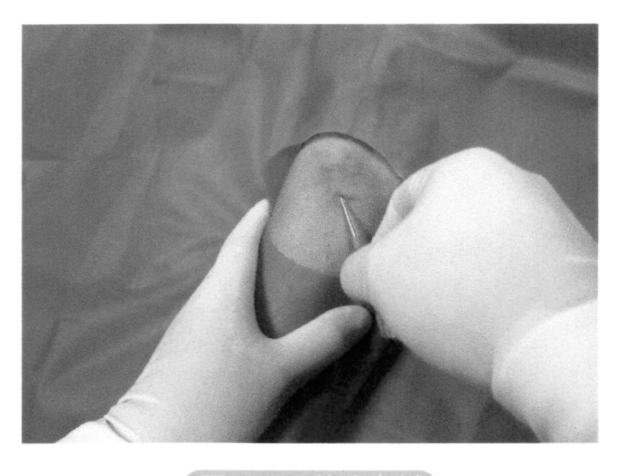

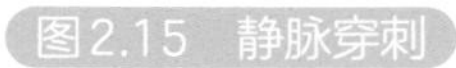

图2.15　静脉穿刺

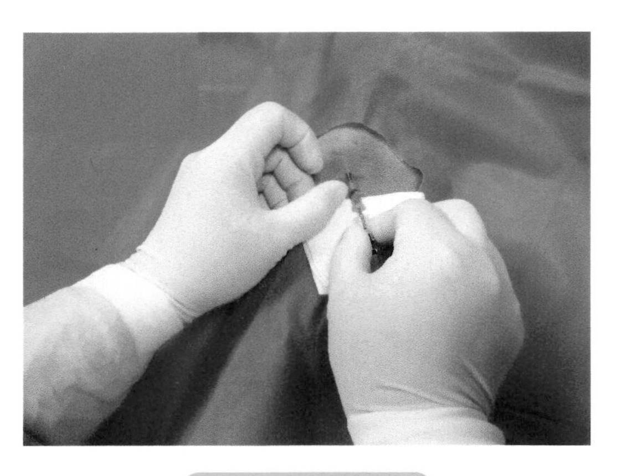

图2.16　送导入鞘

（2）撤出针芯　按压导入鞘上方血管，撤出针芯（图2.17）；随即用拇指堵住鞘口，防止空气进入体内（图2.18）。

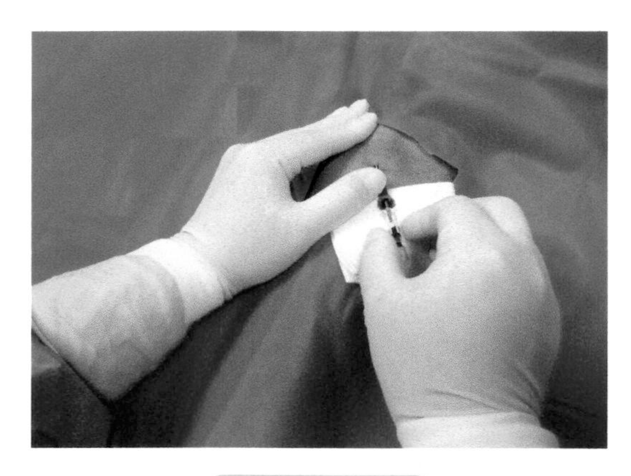

图2.17　撤针芯

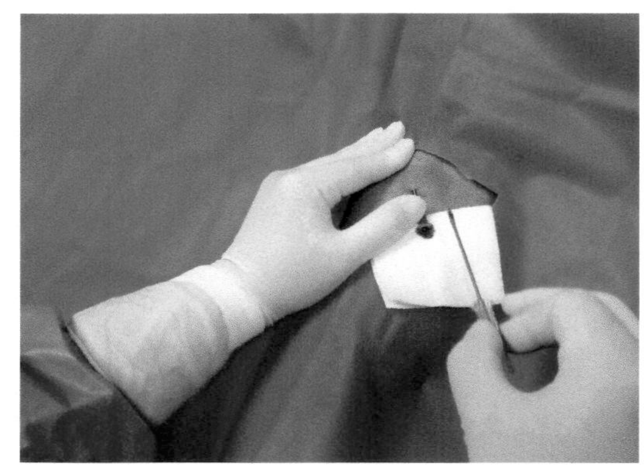

图2.18　用拇指堵住鞘口

2.2.9　送入导管

固定好导入鞘，缓慢、匀速置入导管，当导管送入15～20cm时，嘱患者将下颌贴近穿刺侧肩部（防止导管误入颈内静脉），继续送入导管（图2.19）。

2.2.10　撤出导入鞘

送导管至预定长度后，抽回血（图2.20）；见回血后冲洗导管，撤出导入鞘（图2.21）。

2.2.11　撤出支撑导丝

核对置管长度，将导管与支撑导丝的金属柄分离，缓慢、平直地撤出支撑导丝（图2.22）。

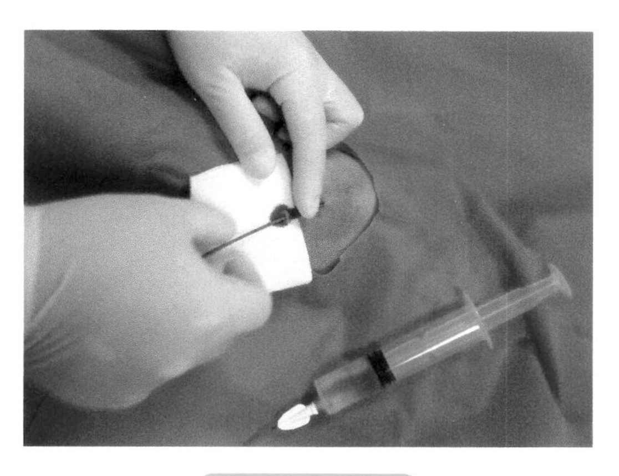

图2.19 送导管

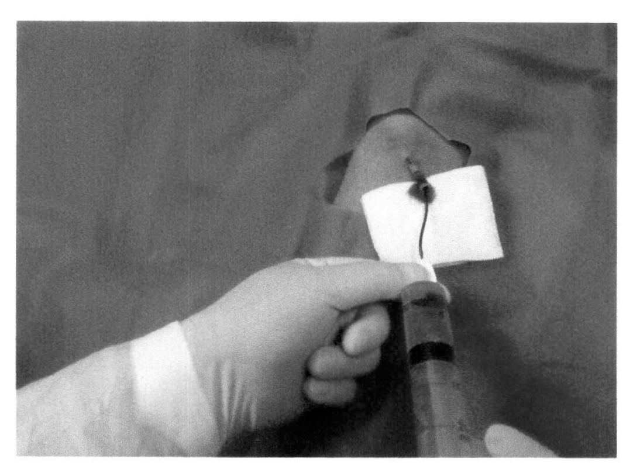

图2.20 抽回血（确认在血管内）

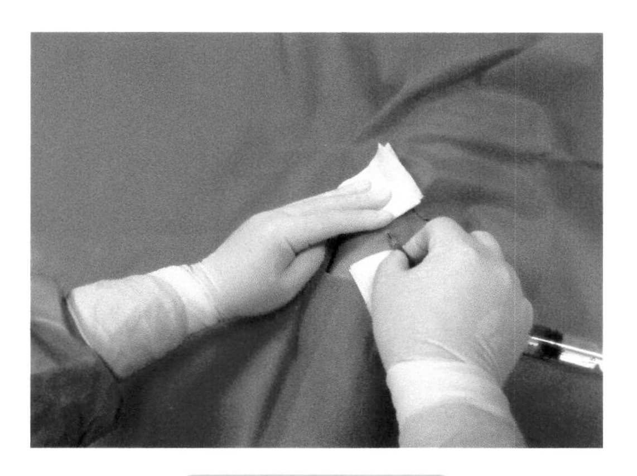

图2.21 撤出导入鞘

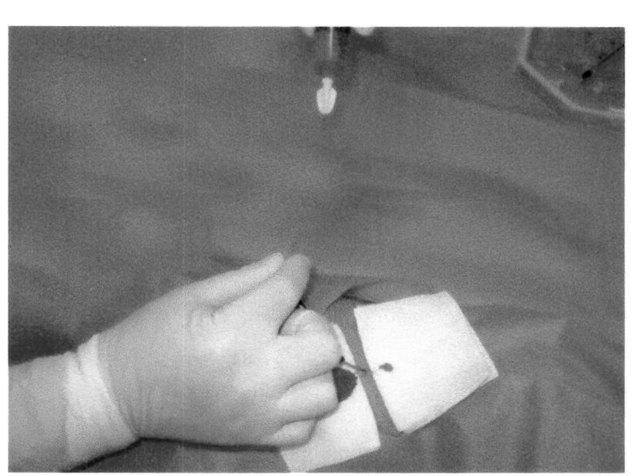

图2.22 撤出支撑导丝

2.2.12 修剪导管

如图2.23所示，保留体外导管至少5cm，用灭菌剪刀垂直裁剪导管。（注：与支撑导丝连接的最后1cm必须剪掉，否则导管与连接器将固定不牢。）

2.2.13 安装连接器

先将减压套筒套在导管上，再将导管连接到连接器翼形部分的金属柄上，将沟槽对齐，锁定两部分（图2.24）。

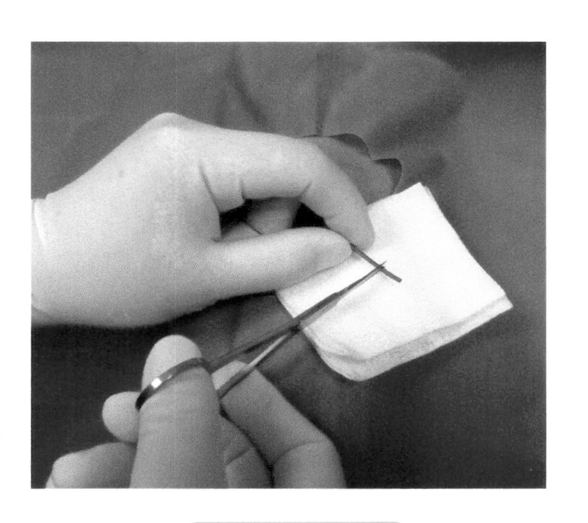

图2.23 修剪导管

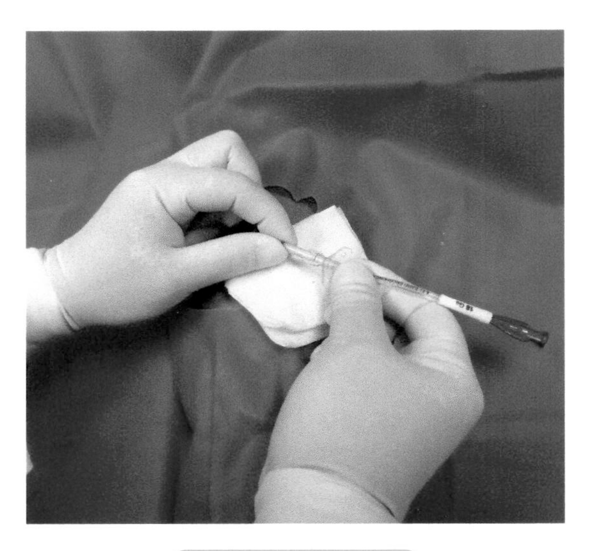

图2.24 安装连接器

2.2.14 冲洗导管

安装输液接头，抽回血，见回血后脉冲式冲洗导管（图2.25）。

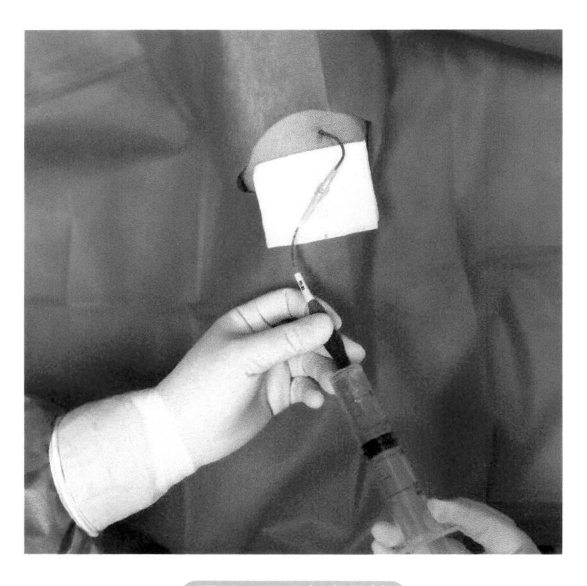

图2.25 冲洗导管

2.2.15 固定导管

（1）安装思乐扣 清洁穿刺点及周围皮肤，再用皮肤保护剂擦拭固定部位，待干

（图2.26）；安装思乐扣，箭头方向朝向穿刺点（图2.27）；将体外导管摆放成弧形，将思乐扣固定在皮肤上（图2.28）。

（2）粘贴无菌敷料　撤去孔巾，在穿刺点上方放置小方纱，无张力粘贴10cm×12cm透明敷料，塑形导管，抚平敷料，移除边框（图2.29）。

（3）固定输液接头（图2.30）。

（4）标识　在记录纸上记录置管年份、日期、时间和操作者姓名，贴于敷料外部

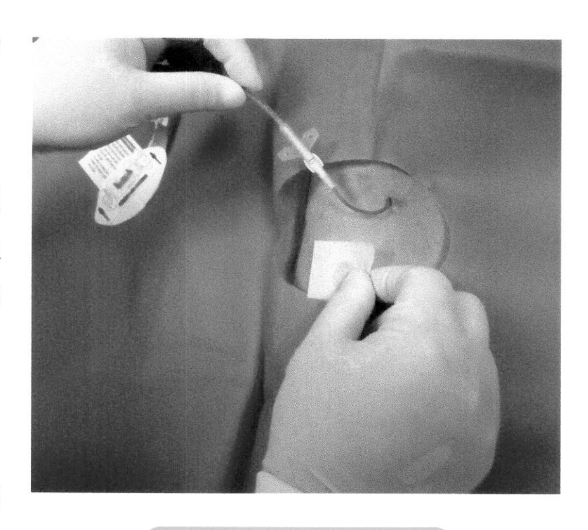

图2.26　擦拭皮肤保护剂

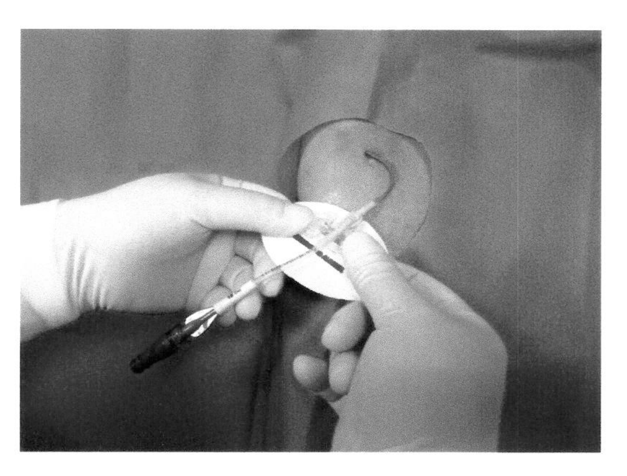

图2.27　安装思乐扣

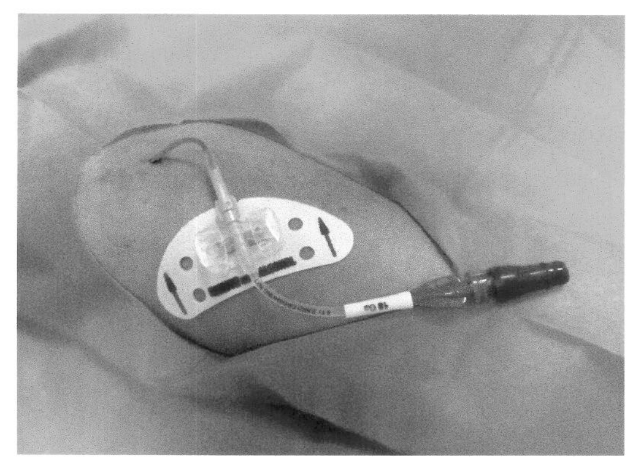

图2.28　固定思乐扣

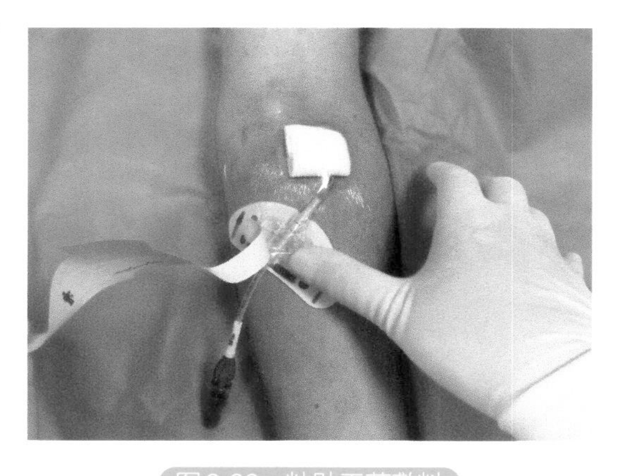

图2.29　粘贴无菌敷料

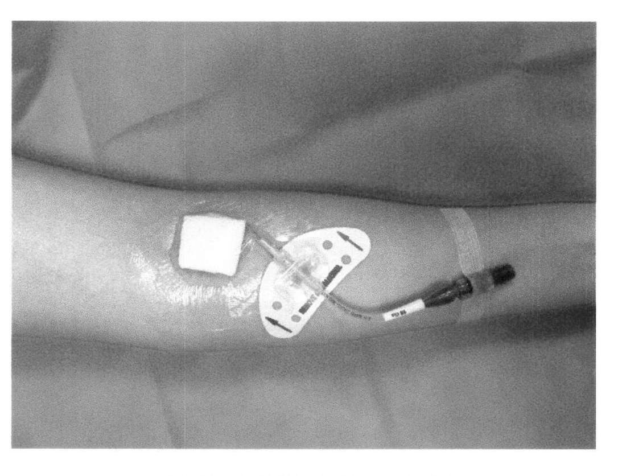

图2.30　固定输液接头

的边缘（图2.31），必要时用弹力绷带加压止血。

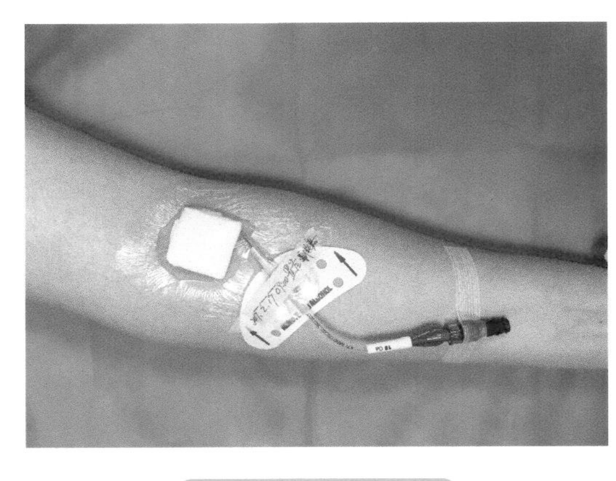

图2.31 粘贴记录纸

2.2.16 整理

整理用物，脱手套、手术衣，洗手。

2.2.17 X线检查

胸部正位X线片检查确定导管头端位置。

2.2.18 记录

填写PICC置管记录、《PICC维护手册》，告知患者及家属《PICC维护手册》的应用并妥善保管。

2.2.19 健康教育

（1）置管后立即压迫穿刺点15min，凝血功能障碍者可延长压迫时间。

（2）嘱患者置管后第一个24h可进行适当伸缩活动，经常松拳、握拳，以促进血液回流。

（3）嘱患者置管侧手臂可适当活动，但避免剧烈运动，如提重物、干重活。

（4）嘱患者淋浴时需做好防水措施，可使用保鲜膜包裹穿刺部位及敷料包裹区域，或使用专用防水袖套。

（5）嘱患者不可使用剪刀或其他锐器在PICC导管外露部分做任何修剪动作，以防导管损坏。

（6）禁止使用高压注射器或高压注射泵经PICC导管注射造影剂，以免损伤导管（紫色耐高压导管除外）。

（7）避免在置管侧上臂测血压。

（8）嘱患者保持良好的日常心态、健康心理。

见图2.32。

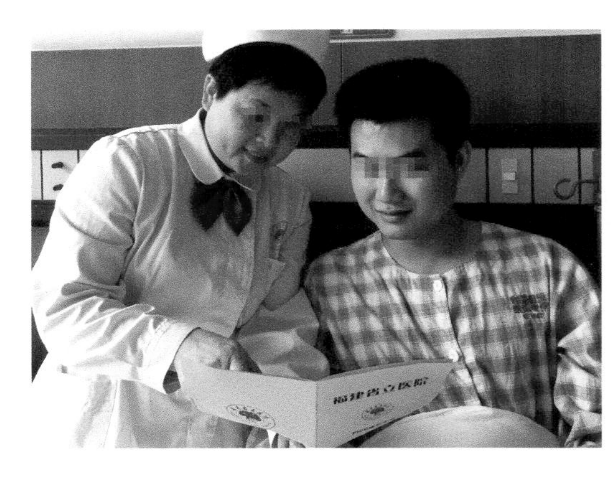

图2.32 健康教育

3 超声引导下经外周静脉置入中心静脉导管置管（瓣膜式）

3.1 置管前准备

3.1.1 核对医嘱

超声引导下PICC置管术及置管后胸部X线检查。

3.1.2 签署PICC置管同意书

与患者谈话，告知置管的方法、目的以及可能出现的并发症，取得同意后患方签署PICC置管知情同意书。

3.1.3 评估患者

评估患者年龄、治疗方案、使用药物、血管情况、凝血功能、心理状态等。

3.1.4 环境准备

置管操作室环境应清洁、明亮，每日早晚各使用空气消毒机消毒1次，每次30min。

3.1.5 患者准备

洗净双臂，更换清洁患服，排尿、排便，戴口罩、圆帽；学习配合头位辅助压闭同侧颈内静脉动作，以防导管误入颈内静脉。

3.1.6 操作者准备

用六步洗手法洗手，戴口罩、圆帽。

3.1.7 用物准备

免洗手消毒液、75%酒精、2%葡萄糖酸氯己定乙醇溶液、0.9%氯化钠注射液250mL 1袋、20mL注射器2支、1mL注射器1支、输液接头1个、2%利多卡因5mL 1支、

PICC穿刺套件（微创型）、导针器套件、PICC穿刺敷料包（内含铺巾、孔巾、无菌手套、无菌手术衣、10cm×12cm透明敷料、灭菌剪刀、纸尺、灭菌止血带、纱布、棉球等）、血管超声仪、纸尺、胶布、《PICC维护手册》（图3.1）。

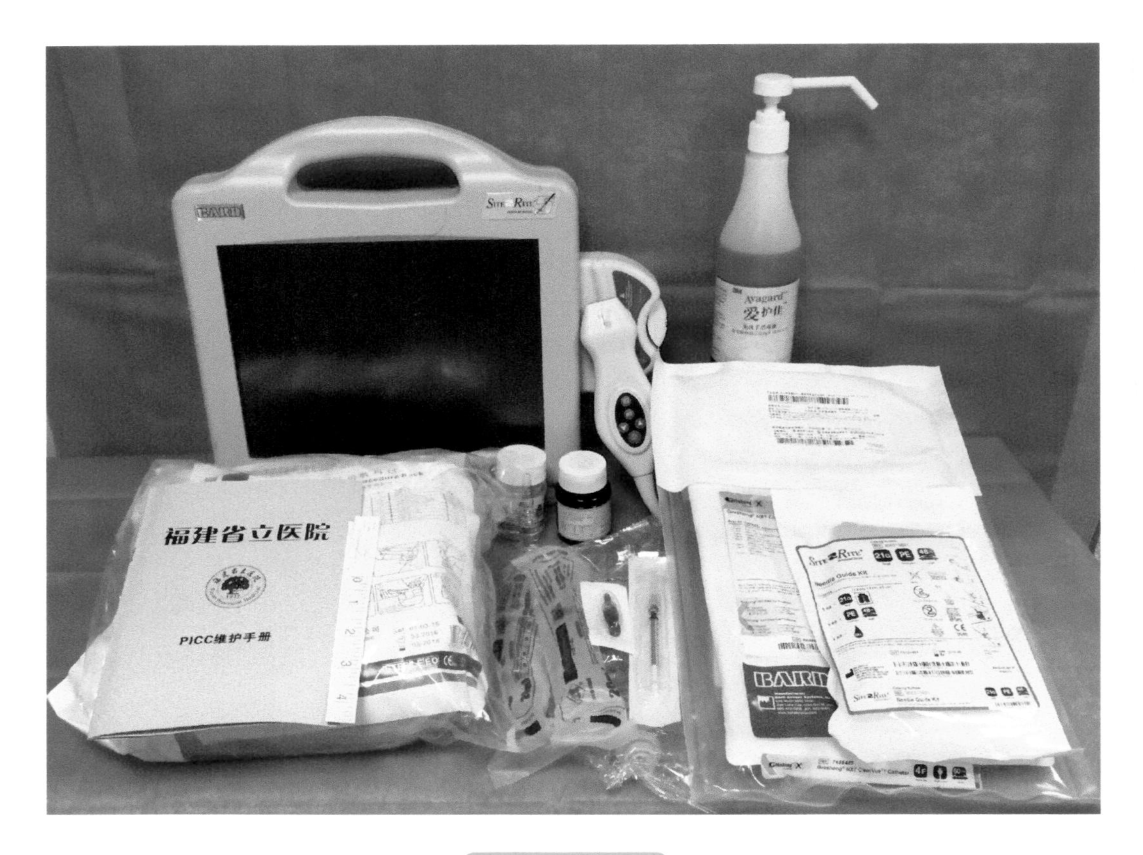

图3.1 用物准备

3.2 置管步骤

3.2.1 核查

核对医嘱，携物品至床旁，用两种以上方法核对患者身份。

3.2.2 体位摆放

协助患者取平卧位或半卧位，充分暴露置管部位，血管超声仪摆放在操作者的对面，方便操作者在目视屏幕下进行操作（图3.2）。

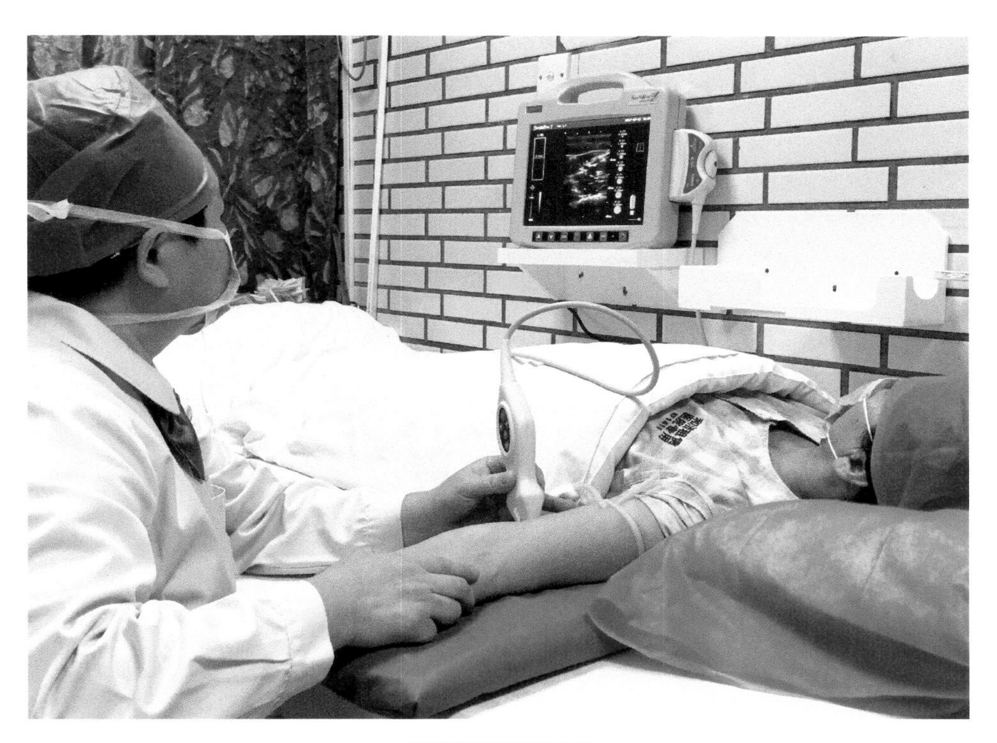

图3.2 体位摆放

3.2.3 确定置管静脉、标记穿刺点

（1）确定置管静脉 首选贵要静脉，其次为肱静脉、头静脉（图3.3）。

（2）标记穿刺点 在预穿刺点处用记号笔做好标记（图3.4）。

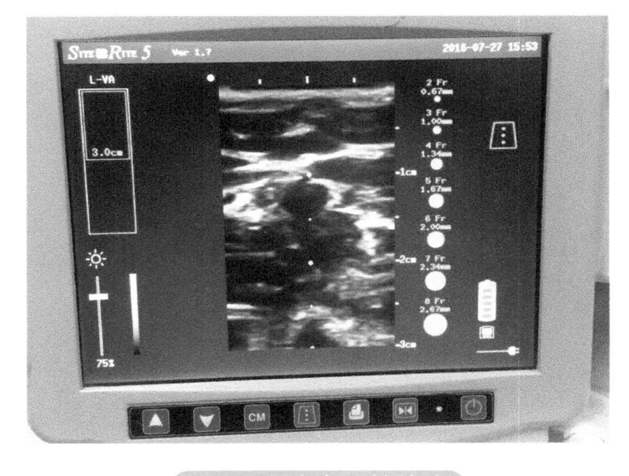

图3.3 确定置管静脉

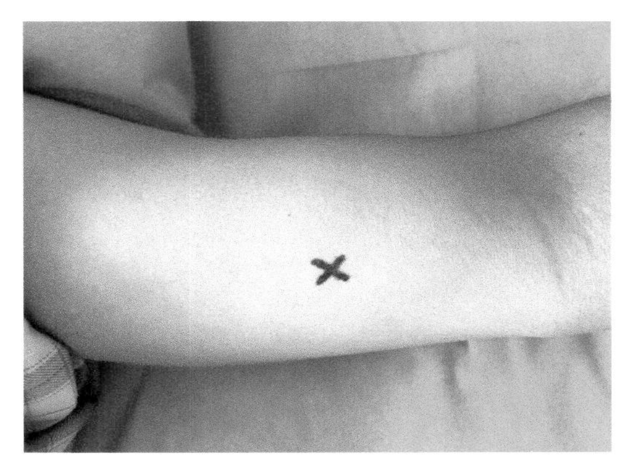

图3.4 标记穿刺点

3.2.4 测量

（1）测量导管置入长度　上臂外展与躯干呈90°角，测量长度为从预穿刺点至右胸锁关节再向下反折至第三前肋间隙距离减去1～2cm（图3.5）。

（2）测量臂围　分别测量双侧肘上10cm处上臂臂围（图3.6）。

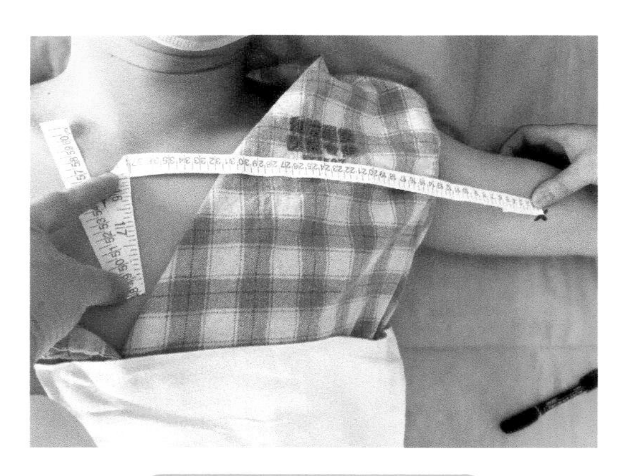

图3.5　测量导管置入长度

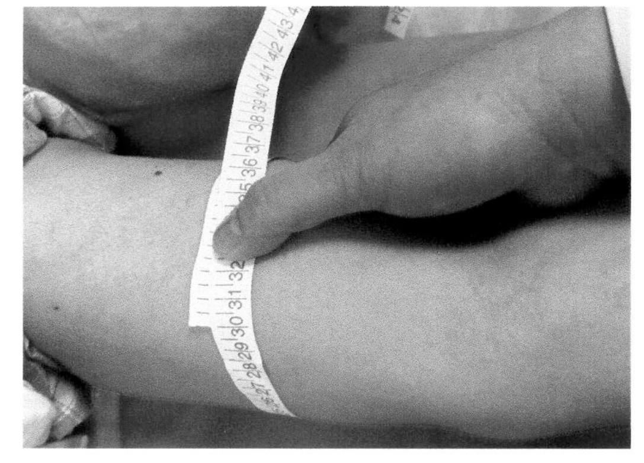

图3.6　测量臂围

3.2.5 建立无菌区

（1）操作者使用免洗手消毒液消毒双手；检查敷料包有效期及有无潮湿、破损、漏气等情况；打开敷料包，戴无菌手套。

（2）消毒皮肤　如图3.7所示，臂下铺防污巾，用75%酒精棉球以穿刺点为中心清洁整臂皮肤至少两遍（范围上至腋窝，下至腕部，左右至整臂），待干；如图3.8所示，用2%葡萄糖酸氯己定乙醇溶液棉球消毒整臂皮肤至少两遍（消毒范围上至腋窝，下至

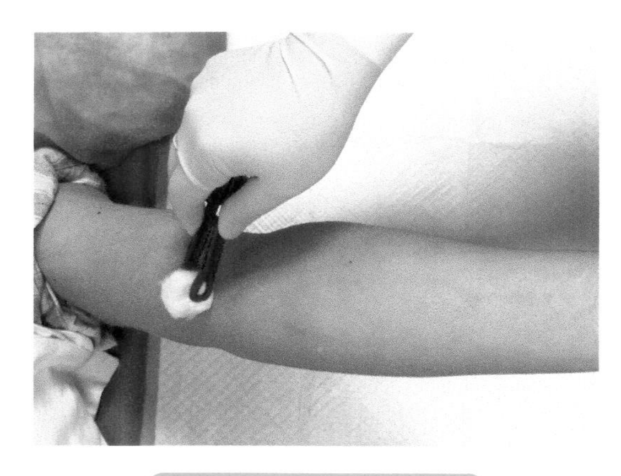

图3.7　酒精棉球消毒皮肤

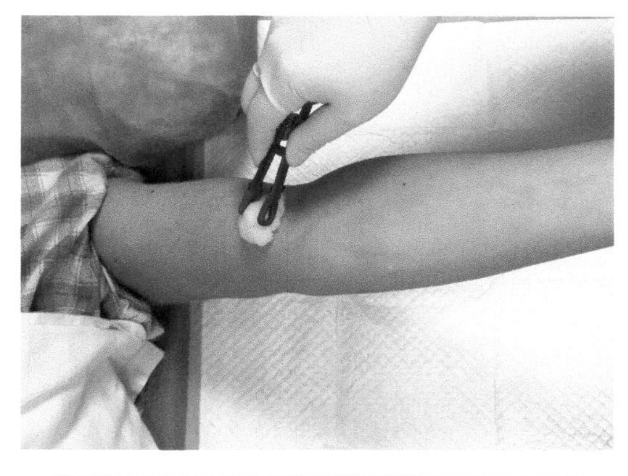

图3.8　2%葡萄糖酸氯己定乙醇溶液棉球消毒皮肤

腕部，左右至整臂），待干。

（3）穿手术衣，更换无菌手套 脱手套，用免洗手消毒液消毒双手，穿手术衣，无接触式戴无菌手套。

（4）最大化铺巾 患者臂下铺无菌小铺巾，穿刺点上方松扎灭菌止血带，铺无菌大铺巾覆盖患者全身，铺孔巾暴露穿刺点（图3.9）。

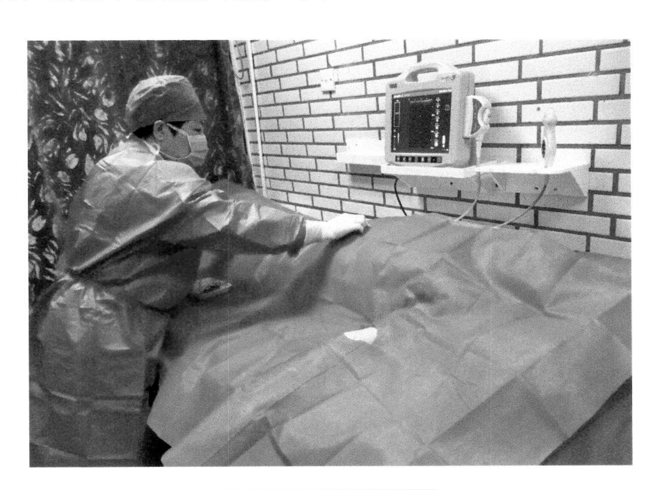

图3.9 最大化铺巾

（5）投递无菌物品 助手按无菌操作原则将所需无菌用物投入无菌铺巾区域内。

3.2.6 预冲PICC导管及套件

用20mL注射器抽吸生理盐水，预冲延长管、减压套筒、输液接头，浸润导管外部，预冲PICC导管（图3.10），注意观察导管的完整性；适度揉搓PICC导管末端，以激活三向瓣膜（图3.11）。

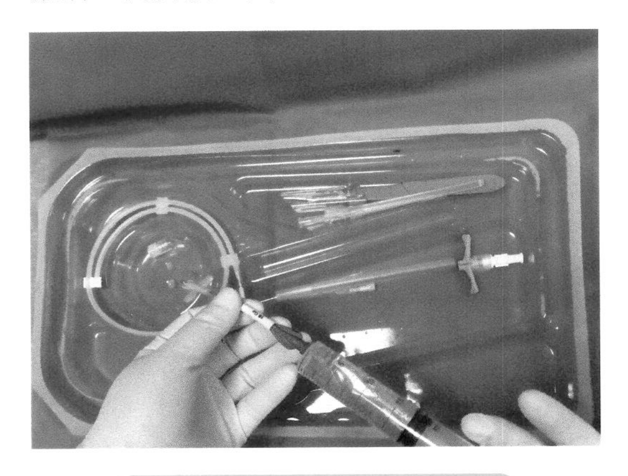

图3.10 预冲PICC导管及套件

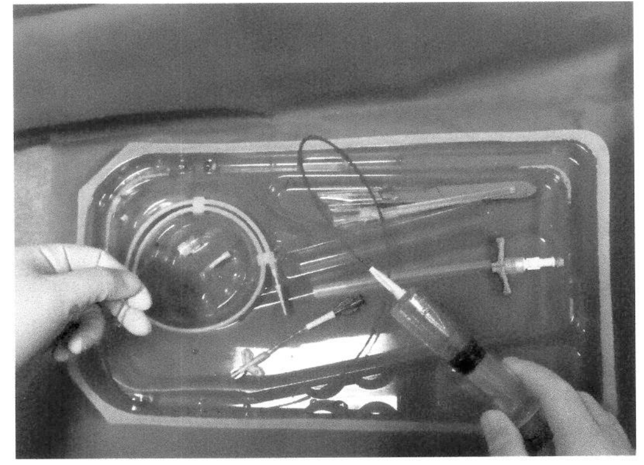

图3.11 揉搓PICC导管末端

3.2.7 安放无菌探头罩

在探头上涂抹少量无菌耦合剂，套无菌罩（图3.12）；排尽空气，用橡胶圈固定（图3.13）。

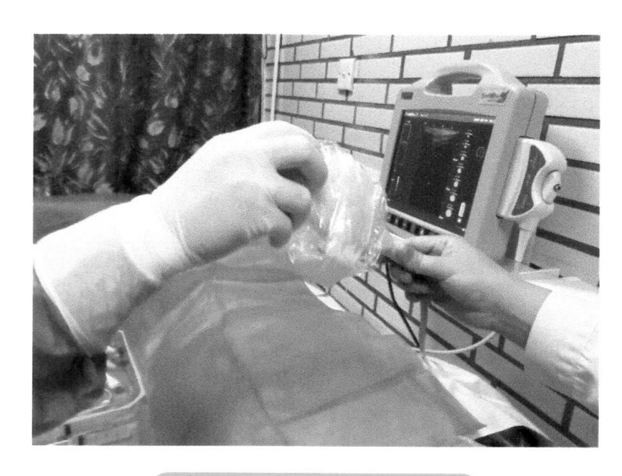

图3.12 安放无菌探头罩

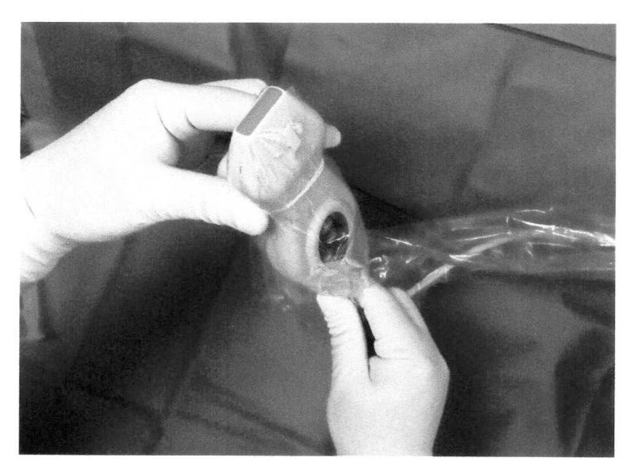

图3.13 用橡胶圈固定

3.2.8 安装导针架

根据血管深度选择导针架规格（图3.14），安装在探头上的凸起处（图3.15）。

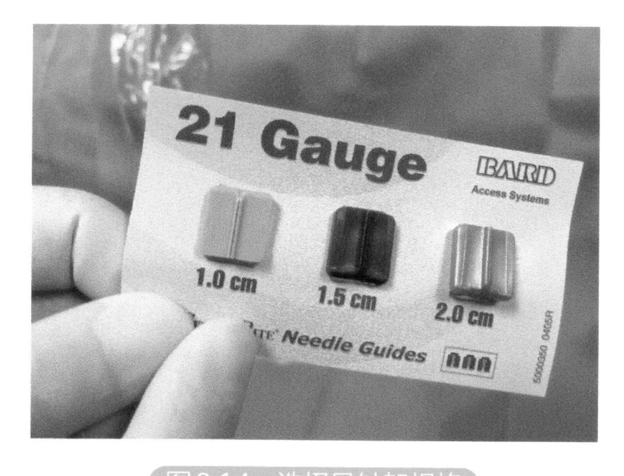

图3.14 选择导针架规格

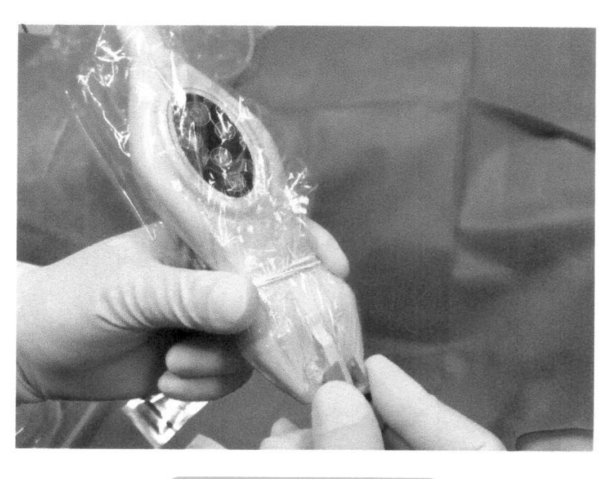

图3.15 安装导针架

3.2.9 扎止血带

扎紧止血带，嘱患者握拳（图3.16）。

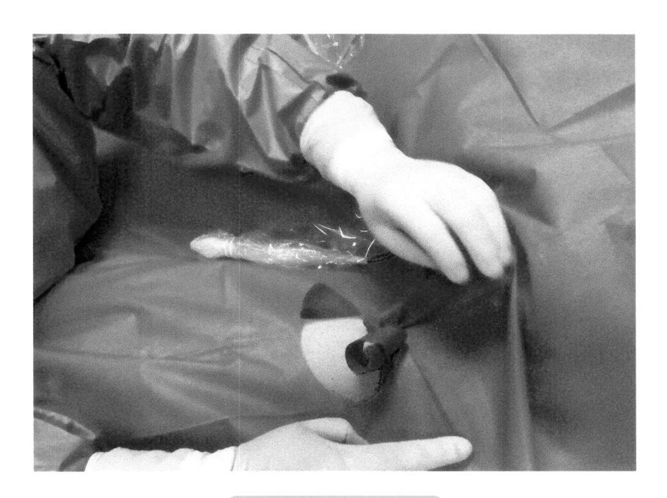

图3.16 扎止血带

3.2.10 施行静脉穿刺

安放穿刺针于导针架凹槽上，针尖斜面朝向探头（图3.17）；在穿刺部位涂无菌耦合剂，超声引导下定位血管穿刺点，探头紧贴皮肤，并保持垂直位置，操作者目视血管超声仪屏幕进行静脉穿刺（图3.18）；超声显示屏上可见血管内有一白色亮点（图3.19），且血液从针栓处缓缓流出，即为穿刺针进入血管内，表示穿刺成功（图3.20）。

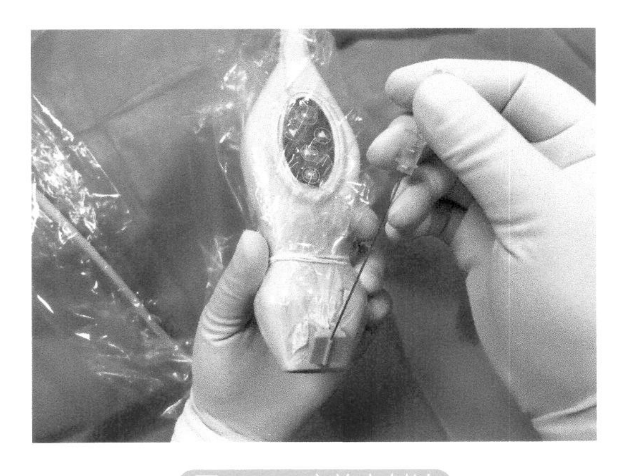

图3.17 安放穿刺针

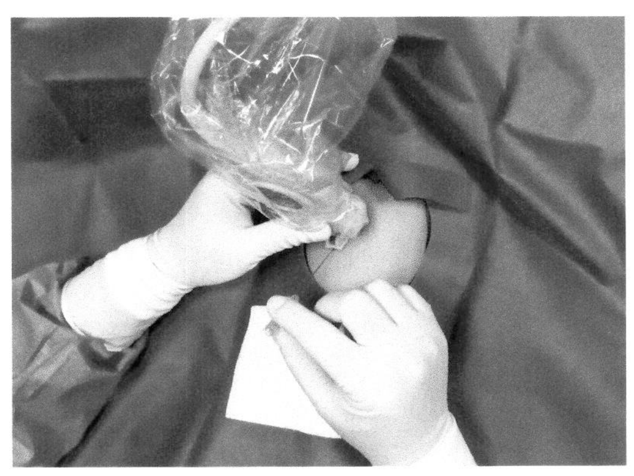

图3.18 施行静脉穿刺

图3.19 穿刺针在血管内图像

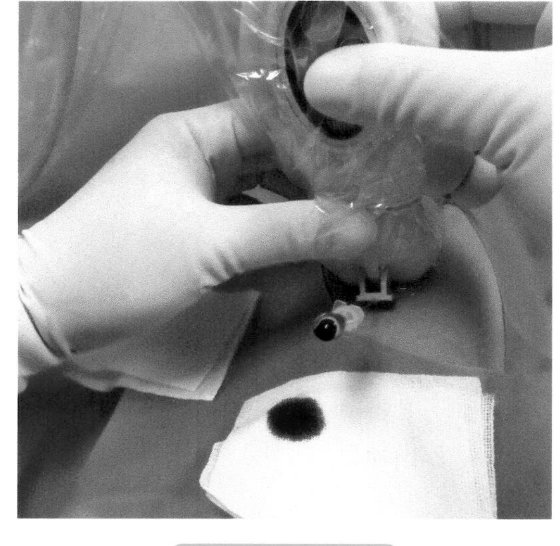

图3.20 穿刺成功

3.2.11 送入导丝

穿刺成功后，送入导丝（图3.21），移除探头；松止血带，嘱患者松拳，继续送入导丝，体外导丝保留15～20cm（图3.22）。

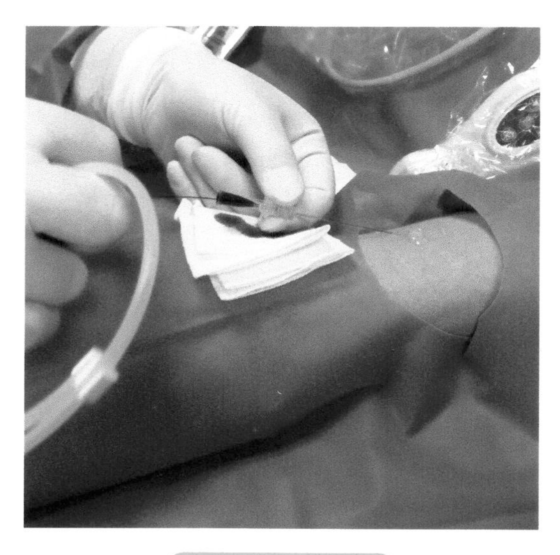

图3.21 送入导丝

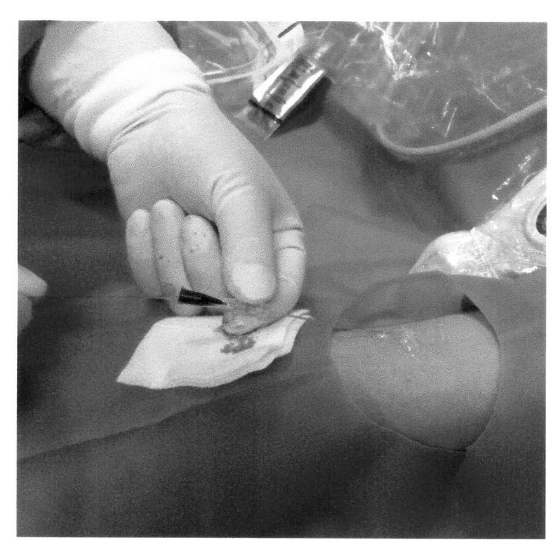

图3.22 体外导丝保留15～20cm

3.2.12 撤出穿刺针

在按压穿刺点上方以固定导丝，撤出穿刺针（图3.23）。

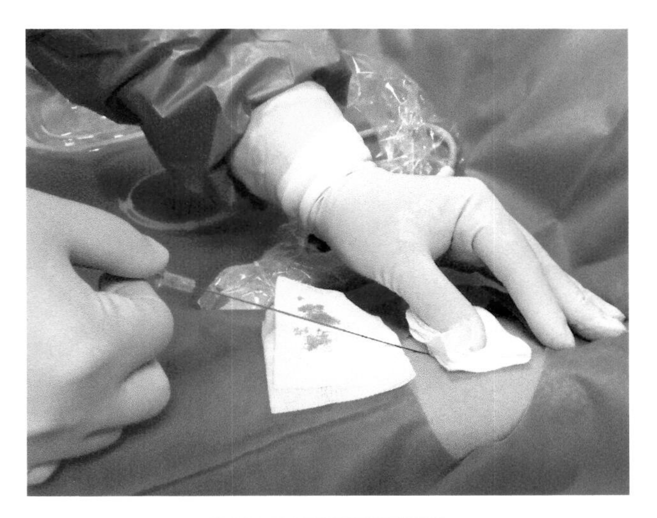

图3.23 撤出穿刺针

3.2.13 扩皮

在穿刺点周围皮下注射2%利多卡因0.2～0.5mL（图3.24）；固定导丝并绷紧皮肤，扩皮刀沿导丝上方，与导丝呈平行角度进行纵向皮肤切开（图3.25）。

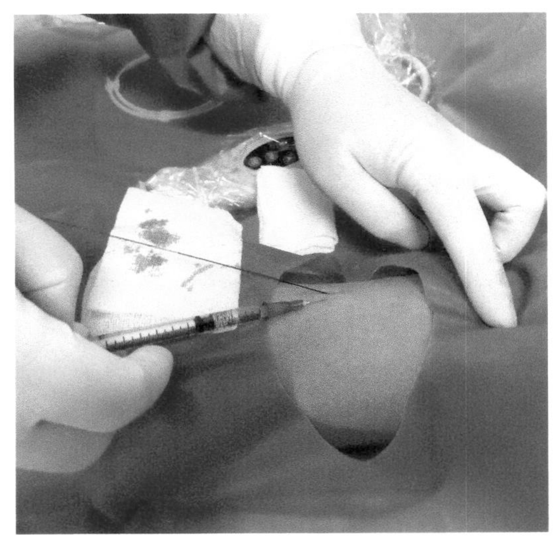

图3.24 局麻

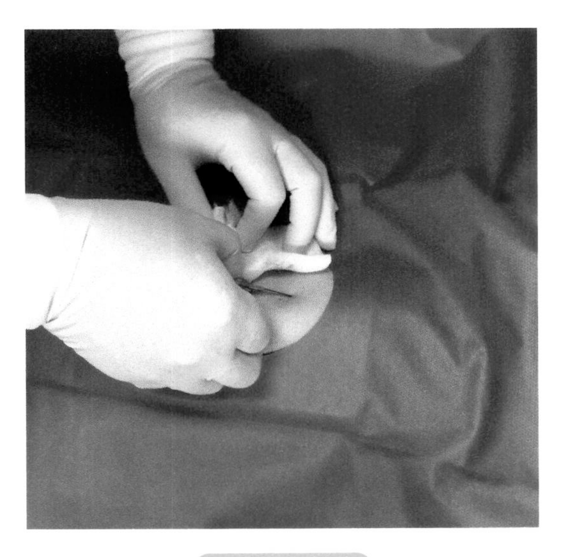

图3.25 扩皮

3.2.14 送入插管鞘

沿导丝送入插管鞘，旋转式持续推进插管鞘，至完全进入血管（图3.26）。

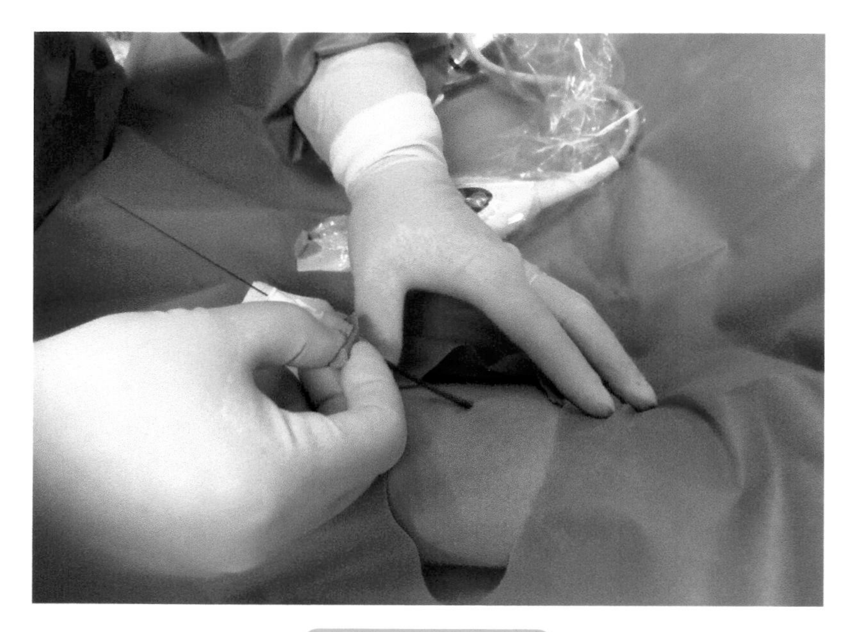

图3.26 送入插管鞘

3.2.15 撤出导丝

按压穿刺点上方血管，分离插管鞘芯连同导丝一起撤出（图3.27）；随即用拇指堵住鞘口，防止空气进入体内，检查导丝的完整性（图3.28）。

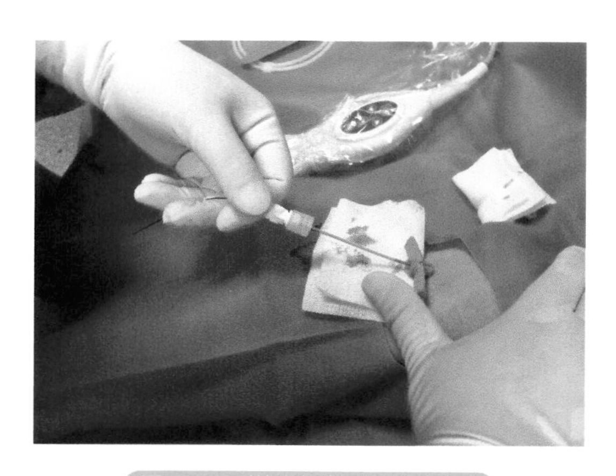

图3.27 撤出插管鞘芯及导丝

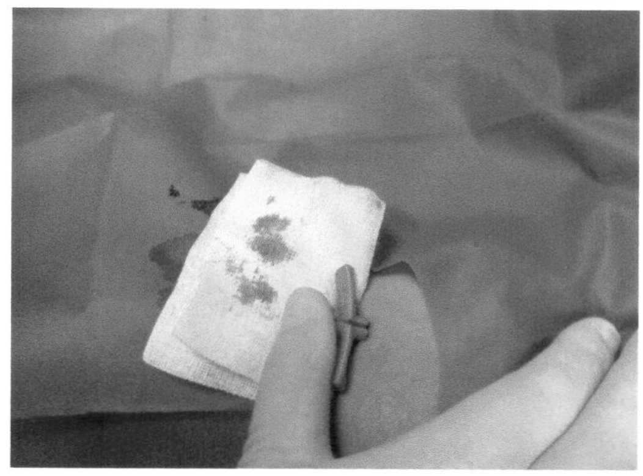

图3.28 用拇指堵住鞘口

3.2.16 送入导管

固定好插管鞘，缓慢、匀速置入导管，当导管送入15～20cm时，嘱患者将下颌贴近穿刺侧肩部（防止导管误入颈内静脉），继续送入导管（图3.29）。

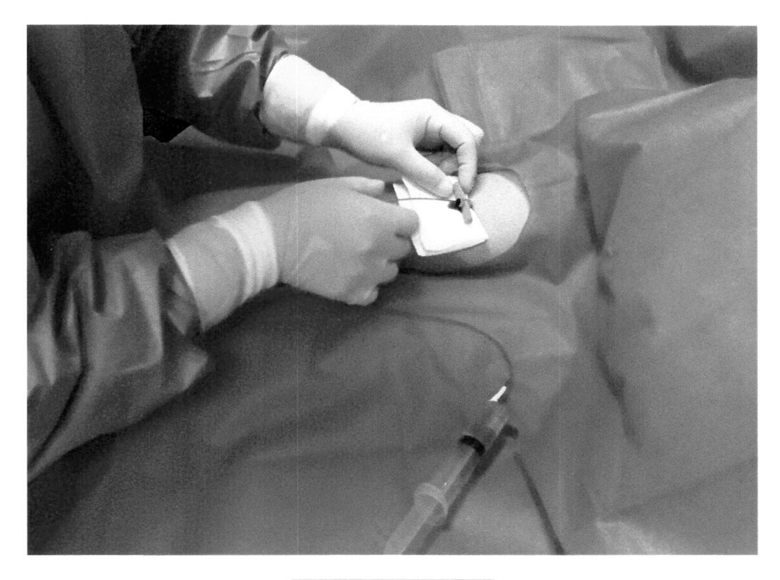

图3.29 送入导管

3.2.17 撤出插管鞘

送入导管至预定长度后，抽回血，见回血后冲洗导管（图3.30）；撤出插管鞘（图3.31）；撕裂插管鞘（图3.32）。

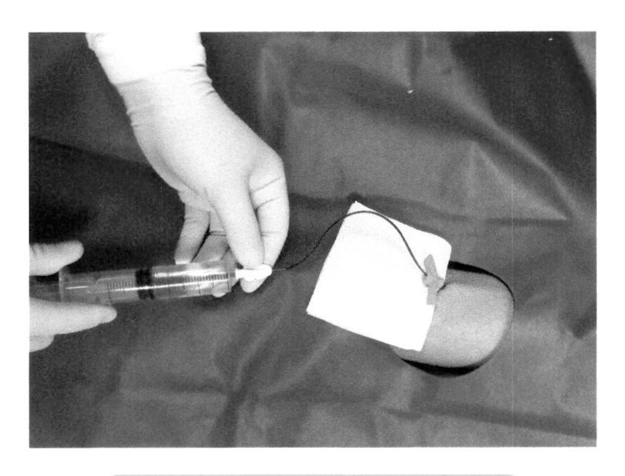

图3.30 抽回血（确认在血管内）

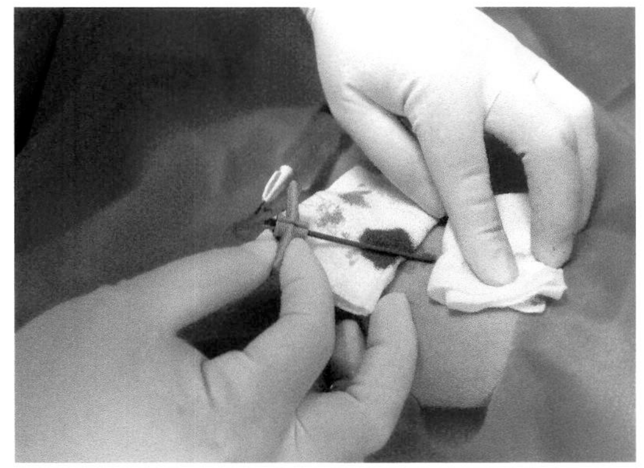

图3.31 撤出插管鞘

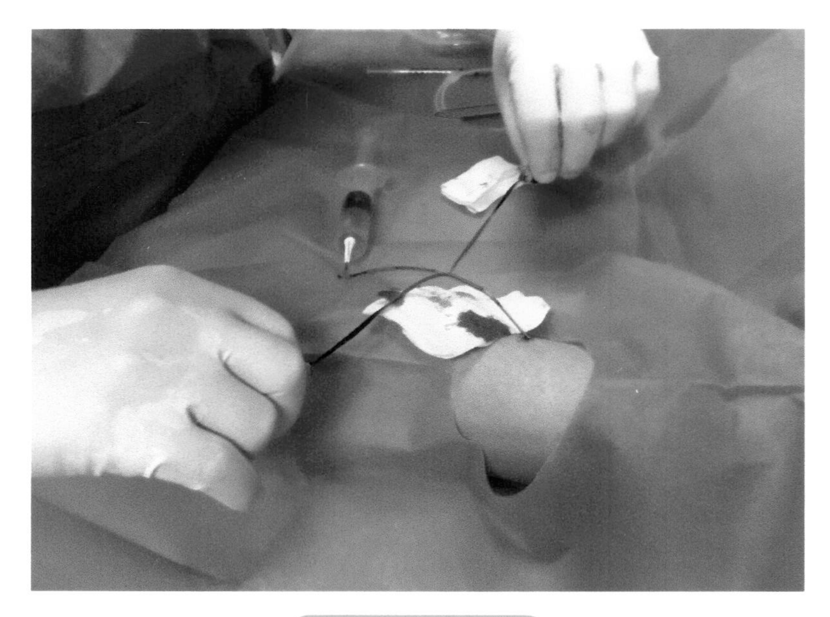

图3.32 撕裂插管鞘

3.2.18 判断导管位置

超声探查同侧的颈内静脉及锁骨下静脉，必要时探查对侧锁骨下静脉（图3.33）；确认导管未进入颈内静脉（图3.34）。

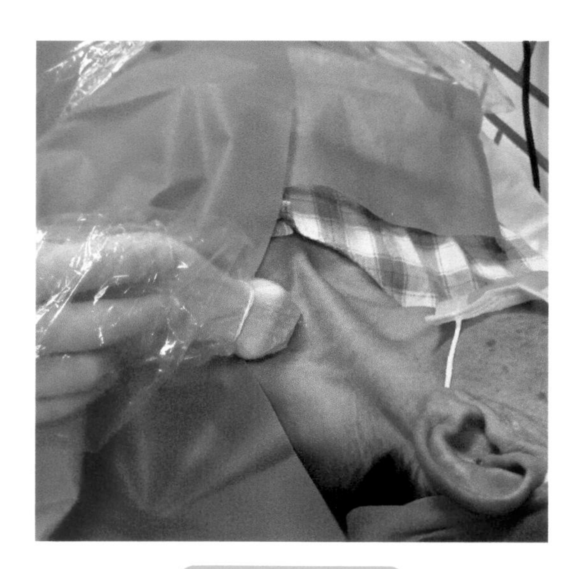

图3.33 超声探查

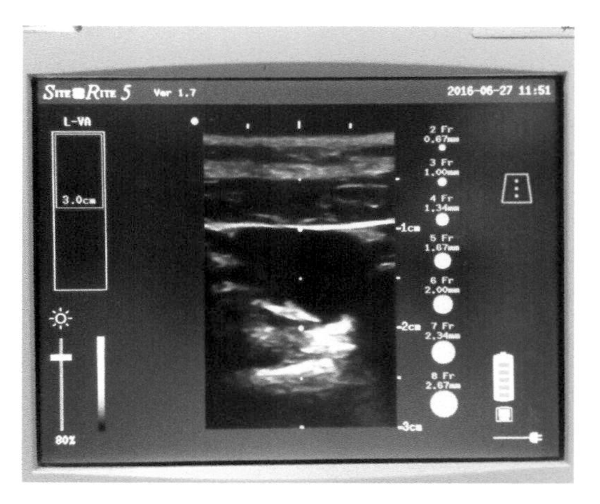

图3.34 颈内静脉未见异常图像

3.2.19　撤出支撑导丝

核对置管长度，将导管与支撑导丝的金属柄分离，缓慢、平直地撤出支撑导丝（图3.35）。

3.2.20　修剪导管

如图3.36所示，保留体外导管至少5cm，用灭菌剪刀垂直裁剪导管。（注：与支撑导丝连接的最后1cm必须剪掉，否则导管与连接器将固定不牢。）

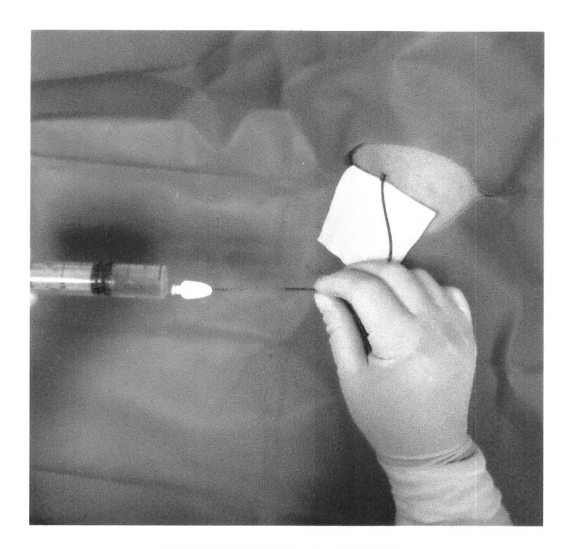

图3.35　撤出支撑导丝

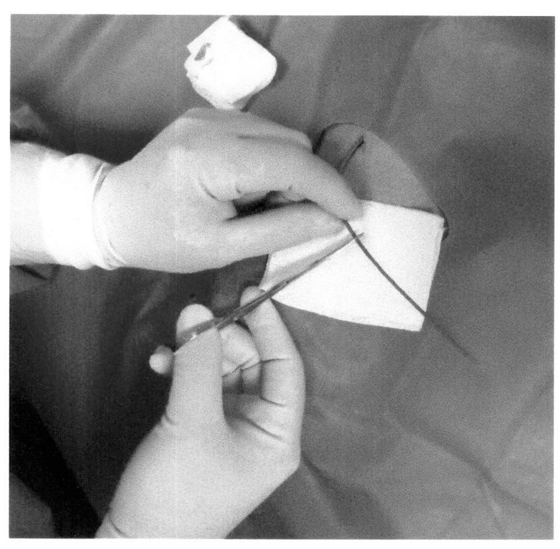

图3.36　修剪导管

3.2.21　安装连接器

先将减压套筒套在导管上，再将导管连接到连接器翼形部分的金属柄上，将沟槽对齐，锁定两部分（图3.37）。

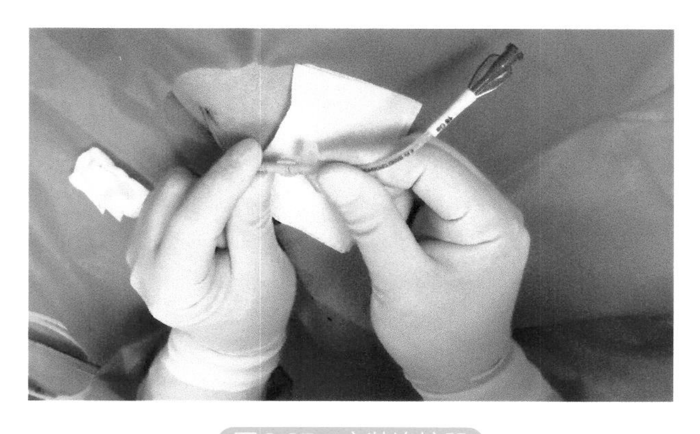

图3.37　安装连接器

3.2.22 冲洗PICC导管

安装输液接头，抽回血（图3.38）；见回血后脉冲式冲洗PICC导管（图3.39）。

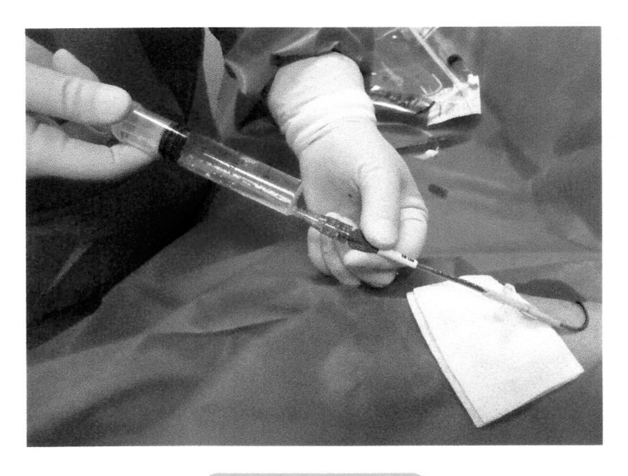

图3.38 抽回血

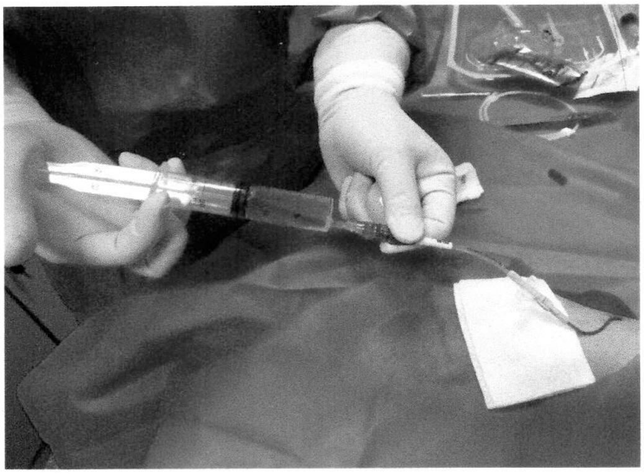

图3.39 冲洗导管

3.2.23 扩大孔巾

扩大孔巾范围，注意不要牵拉导管。

3.2.24 固定导管

（1）安装思乐扣　清洁穿刺点及周围皮肤，再用皮肤保护剂擦拭固定部位，待干（图3.40）；安装思乐扣，箭头方向朝向穿刺点，体外导管摆放成弧形将思乐扣固定在皮肤上（图3.41）。

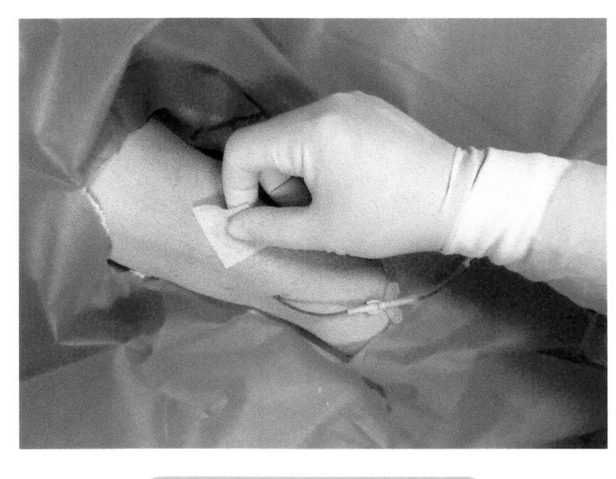

图3.40 擦拭皮肤保护剂

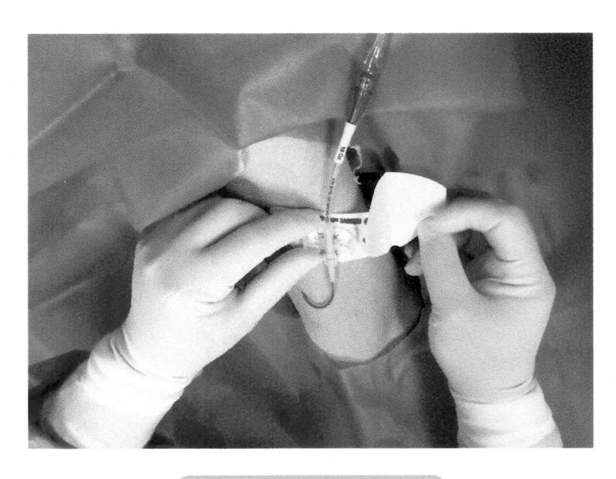

图3.41 安装思乐扣

（2）贴无菌敷料　在穿刺点上方放置小方纱，无张力粘贴10cm×12cm透明敷料（图3.42）；塑形导管，抚平敷料，移除边框（图3.43）。

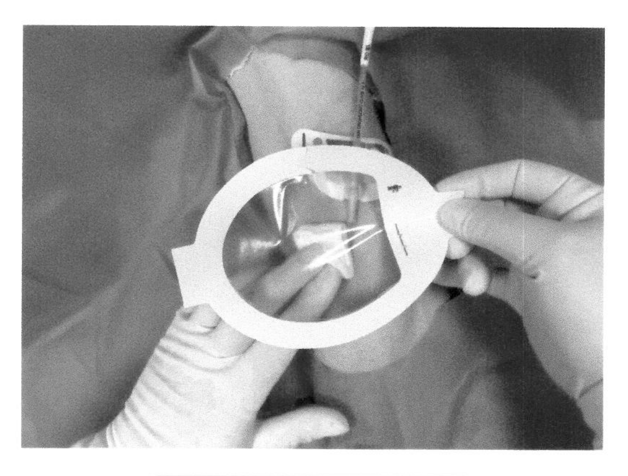

图3.42　无张力粘贴敷料

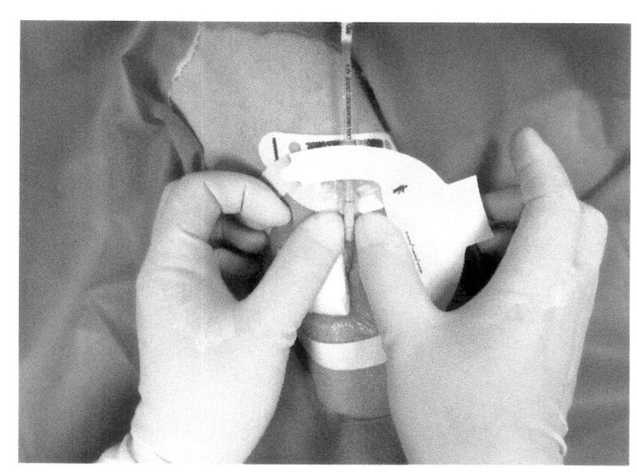

图3.43　塑形，抚平

（3）撤去孔巾，固定输液接头　如图3.44所示。

（4）标识　在记录纸上记录置管年份、日期、时间和操作者姓名，贴于敷料外部的边缘（图3.45），必要时用弹力绷带加压止血。

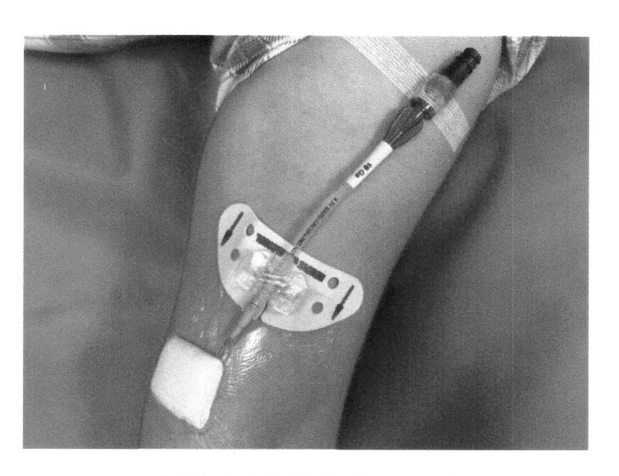

图3.44　固定输液接头

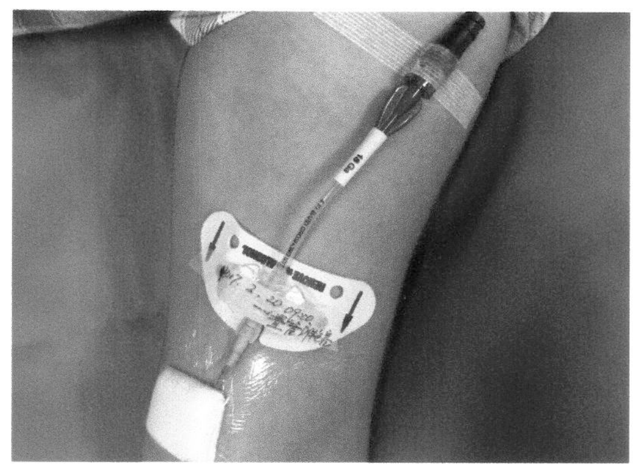

图3.45　粘贴记录纸

3.2.25　整理

整理用物，脱手套、手术衣，洗手。

3.2.26　X线检查

胸部正位X线片检查确定导管头端位置。

3.2.27 记录

填写PICC置管记录、《PICC维护手册》，告知患者及家属《PICC维护手册》的应用并妥善保管。

3.2.28 健康教育

见2.2.19健康教育。

4 超声引导下经外周静脉置入高压注射型中心静脉导管置管

4.1 置管前准备

4.1.1 核对医嘱

超声引导下PICC置管术及置管后胸部X线检查。

4.1.2 签署PICC置管同意书

与患者谈话，告知置管的方法、目的以及可能出现的并发症，取得同意后患方签署PICC置管知情同意书。

4.1.3 评估患者

评估患者年龄、治疗方案、使用药物、血管情况、凝血功能、心理状态等。

4.1.4 环境准备

置管操作室环境应清洁、明亮，每日早晚各使用空气消毒机消毒1次，每次30min。

4.1.5 患者准备

洗净双臂，更换清洁患服，排尿、排便，戴口罩、圆帽；学习配合头位辅助压闭同侧颈内静脉动作，以防导管误入颈内静脉。

4.1.6 操作者准备

用六步洗手法洗手，戴口罩、圆帽。

4.1.7 用物准备

免洗手消毒液、75%酒精、2%葡萄糖酸氯己定乙醇溶液、0.9%氯化钠注射液250mL 1袋、20mL注射器2支、1mL注射器1支、输液接头1个、2%利多卡因5mL 1支、高压注射型PICC穿刺套件、导针器套件、PICC穿刺敷料包（内含铺巾、孔巾、无菌手套、无菌手术衣、10cm×12cm透明敷料、灭菌剪刀、纸尺、灭菌止血带、纱布、棉球等）、血管超声仪、胶布、纸尺、《PICC维护手册》（图4.1）。

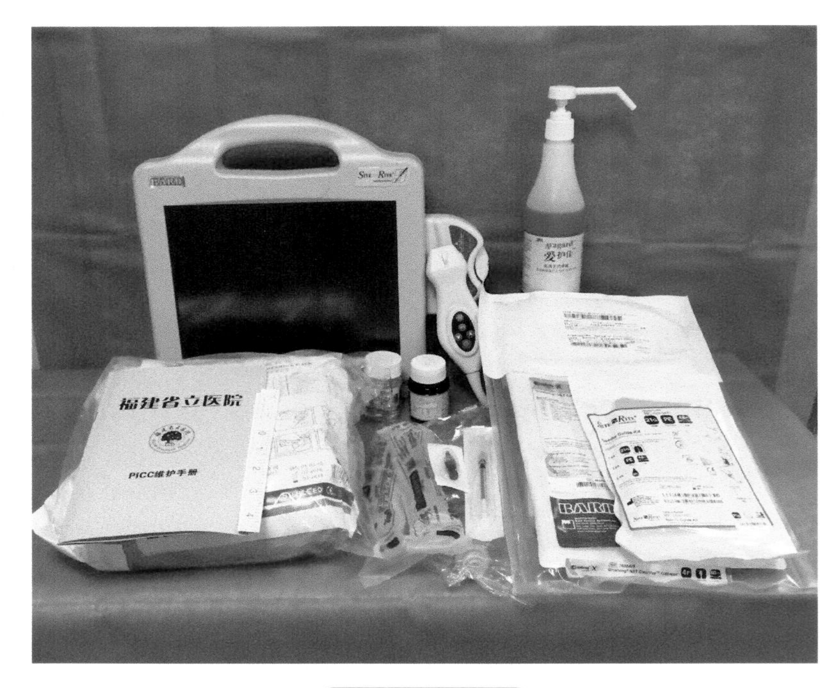

图4.1 用物准备

4.2 置管步骤

4.2.1 核查

核对医嘱，携物品至床旁，用两种以上方法核对患者身份。

4.2.2 体位摆放

协助患者取平卧位或半卧位，充分暴露置管部位，血管超声仪摆放在操作者的对面，方便操作者在目视屏幕下进行操作。

4.2.3 确定置管静脉、标记穿刺点

（1）确定置管静脉　首选贵要静脉，其次为肱静脉、头静脉。

（2）标记穿刺点　在预穿刺点处用记号笔做好标记。

4.2.4 测量

（1）测量导管置入长度　上臂外展与躯干呈90°角，测量长度为从预穿刺点至右胸锁关节再向下反折至第三前肋间隙距离减去1 ～ 2cm。

（2）测量臂围　分别测量双侧肘上10cm处上臂臂围。

4.2.5 建立无菌区

（1）操作者使用免洗手消毒液消毒双手；检查敷料包有效期，有无潮湿、破损、漏气等情况；打开敷料包，戴无菌手套。

（2）消毒皮肤　臂下铺防污巾，用75%酒精棉球以穿刺点为中心清洁整臂皮肤至少两遍（范围上至腋窝，下至腕部，左右至整臂），待干。用2%葡萄糖酸氯己定乙醇溶液棉球消毒整臂皮肤至少两遍（消毒范围上至腋窝，下至腕部，左右至整臂），待干。

（3）穿手术衣，更换无菌手套　脱手套，用免洗手消毒液消毒双手，穿手术衣，无接触式戴无菌手套。

（4）最大化铺巾　患者臂下铺无菌小铺巾，穿刺点上方松扎灭菌止血带，铺无菌大铺巾覆盖患者全身，铺孔巾暴露穿刺点。

（5）投递无菌物品　助手按无菌操作原则将所需无菌用物投入无菌铺巾区域内（图4.2）。

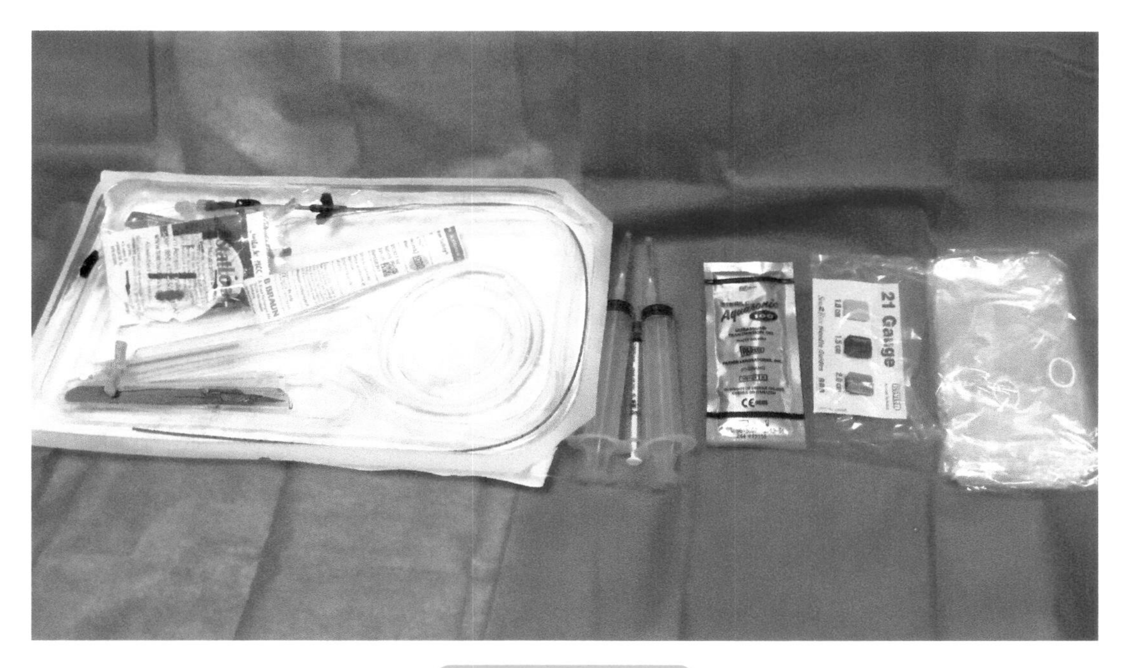

图4.2　整理无菌物品

4.2.6 预冲Power PICC导管

用20mL注射器抽吸生理盐水预冲导管，浸润导管外部，注意观察导管的完整性（图4.3）。

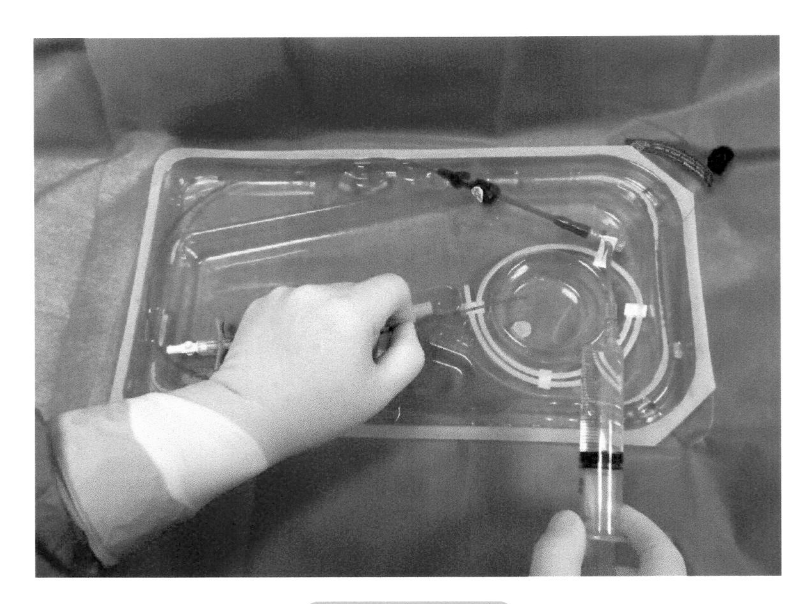

图4.3 预冲导管

4.2.7 修剪导管

将导管内支撑导丝撤出至预先测量的置管刻度后再撤出1cm（图4.4）；用灭菌剪刀垂直剪去多余的导管，注意不要剪出斜面和毛碴（图4.5）。

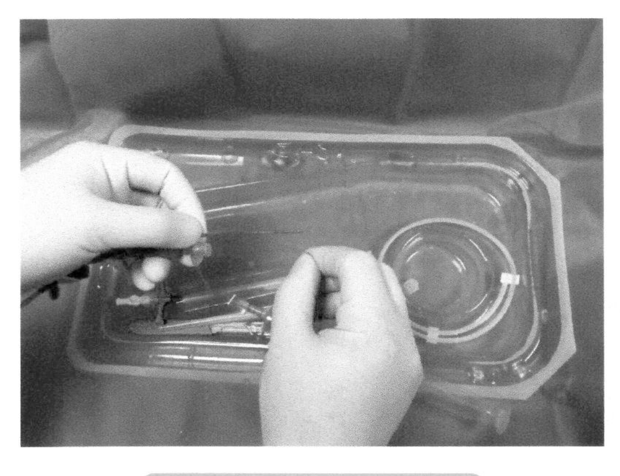

图4.4 撤出部分支撑导丝

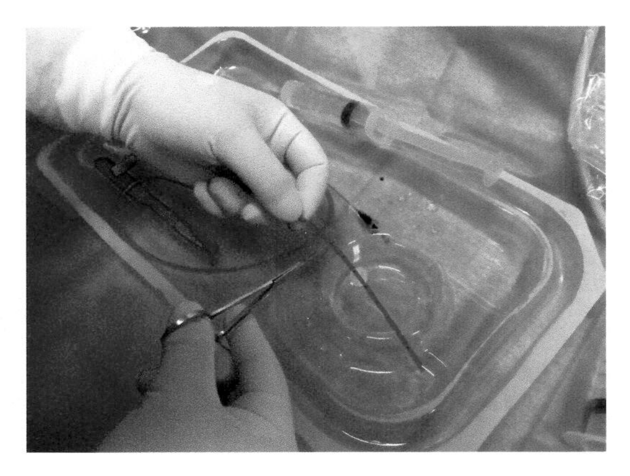

图4.5 修剪导管

4.2.8 安放无菌探头罩

在探头上涂抹少量无菌耦合剂，套无菌罩（图4.6）；排尽空气，用橡胶圈固定（图4.7）。

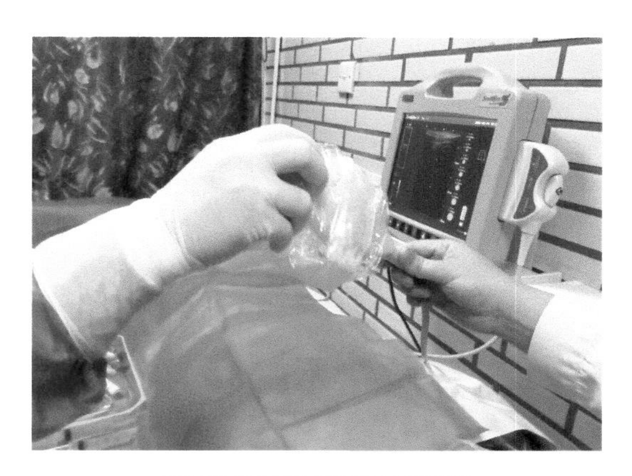

图4.6 安放无菌探头罩

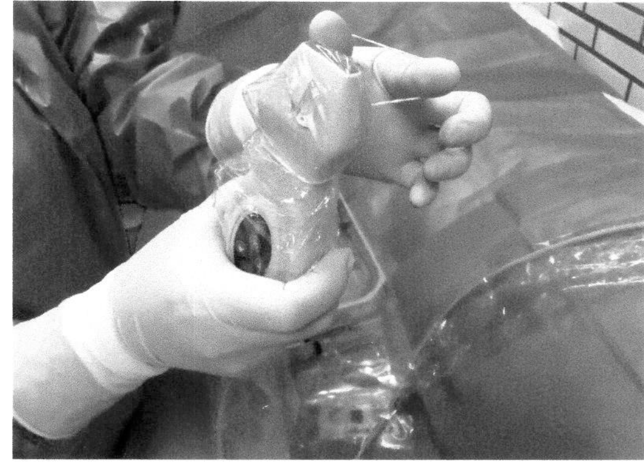

图4.7 固定探头罩

4.2.9 安装导针架

根据血管深度选择导针架规格，安装在探头上的凸起处（图4.8）。

4.2.10 扎止血带

扎紧止血带，嘱患者握拳（图4.9）。

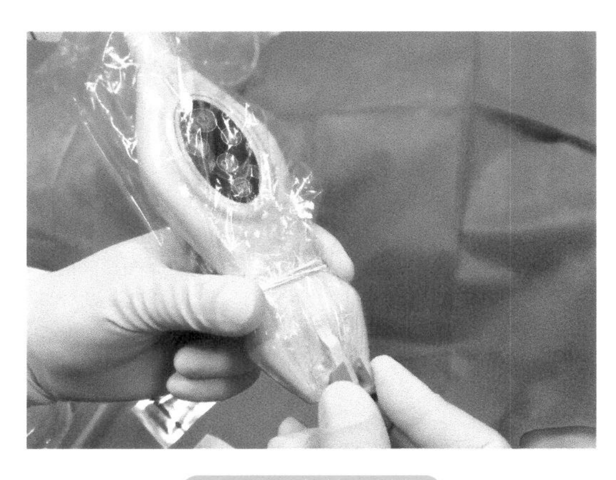

图4.8 安装导针架

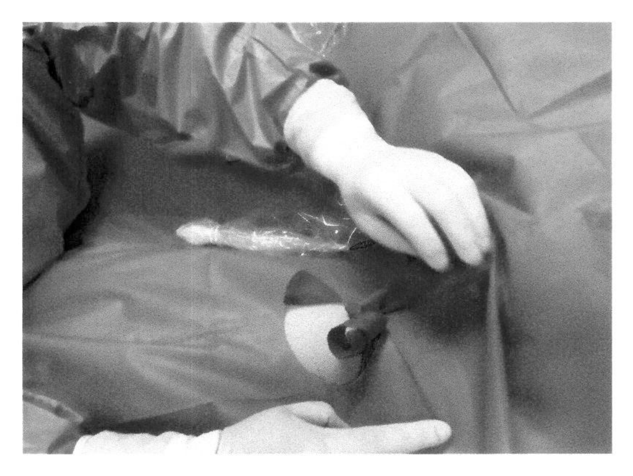

图4.9 扎止血带

4.2.11 施行静脉穿刺

安放穿刺针于导针架凹槽上，针尖斜面朝向探头（图4.10）；在穿刺部位涂无菌耦合剂，超声引导下定位血管穿刺点，操作者目视血管超声仪屏幕进行静脉穿刺，注意探头保持垂直位置并紧贴皮肤（图4.11）；超声显示屏上可见血管内有一白色亮点（图4.12），且血液从针栓处缓缓流出，即为穿刺针进入血管内，穿刺成功（图4.13）。

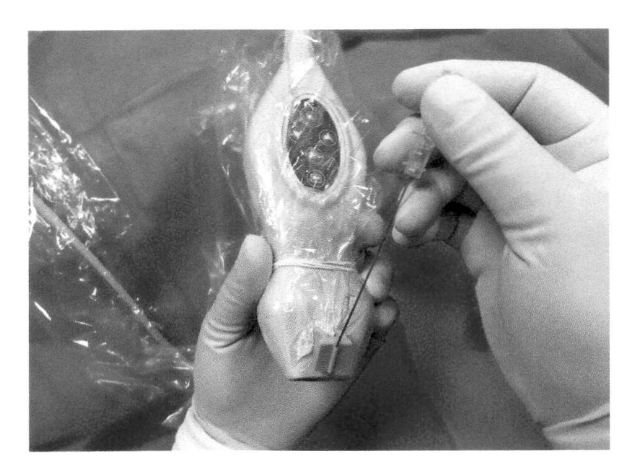
图4.10 安放穿刺针

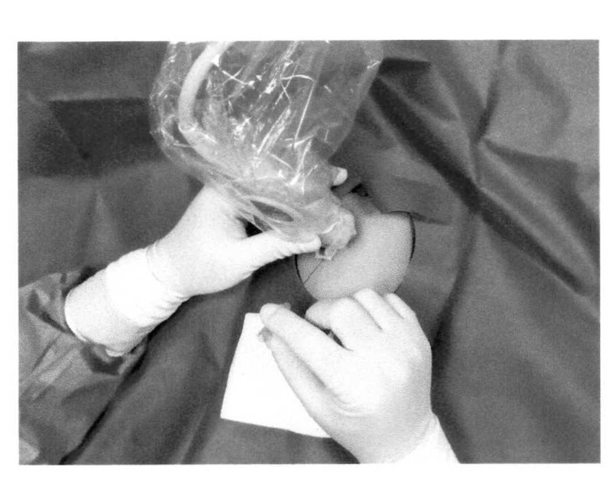
图4.11 施行静脉穿刺

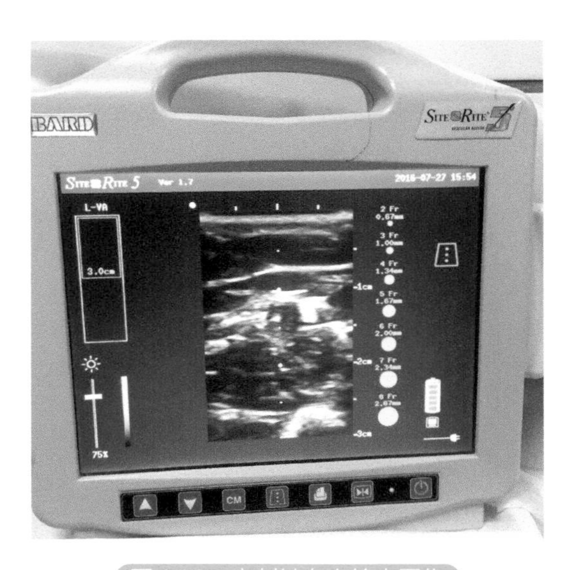

图4.12 穿刺针在血管内图像

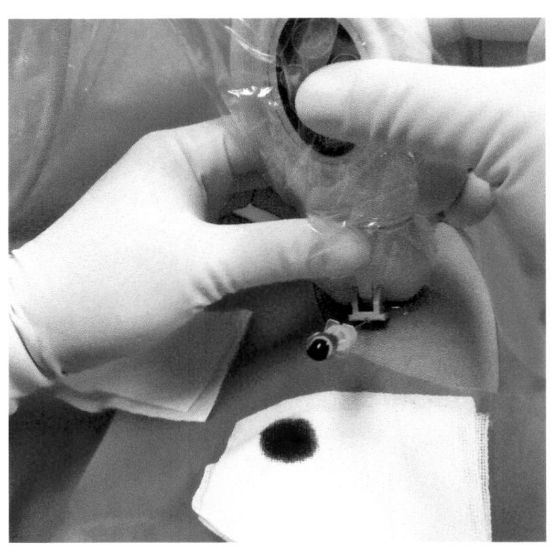
图4.13 穿刺成功

4.2.12 送入导丝

穿刺成功后，送入导丝，移除探头，松止血带，嘱患者松开拳头（图4.14）；当导丝入穿刺针后降低角度继续推送，体外导丝保留15 ～ 20cm。

4.2.13 撤出穿刺针

按压穿刺点上方固定导丝，撤出穿刺针（图4.15）。

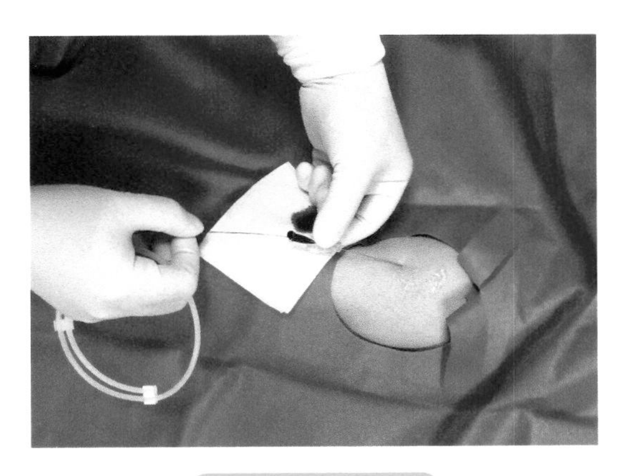

图4.14 送入导丝

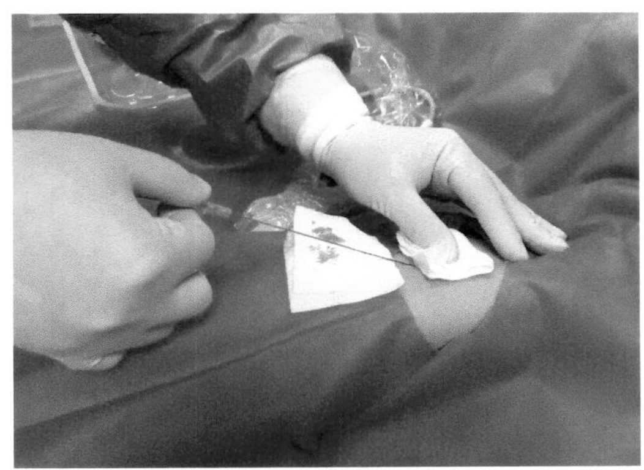

图4.15 撤穿刺针

4.2.14 扩皮

在穿刺点周围皮下注射2%利多卡因0.2 ～ 0.5mL；固定导丝并绷紧皮肤，扩皮刀沿导丝上方，与导丝呈平行角度进行纵向皮肤切开（图4.16）。

4.2.15 送入插管鞘

沿导丝送入插管鞘，旋转式持续推进插管鞘至完全进入血管（图4.17）。

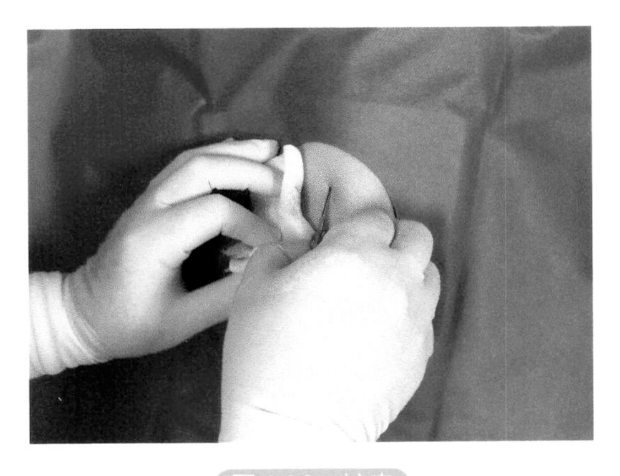

图4.16 扩皮

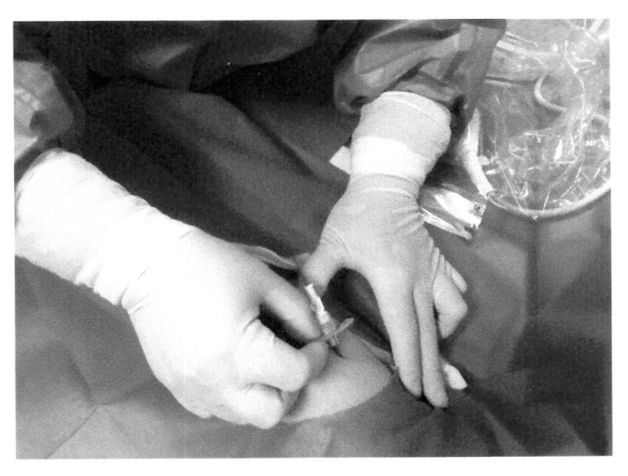

图4.17 送入插管鞘

4.2.16 撤出导丝

按压穿刺点上方血管，分离插管鞘芯连同导丝一起撤出（图4.18）；随即用拇指堵住鞘口，防止空气进入体内（图4.19）。

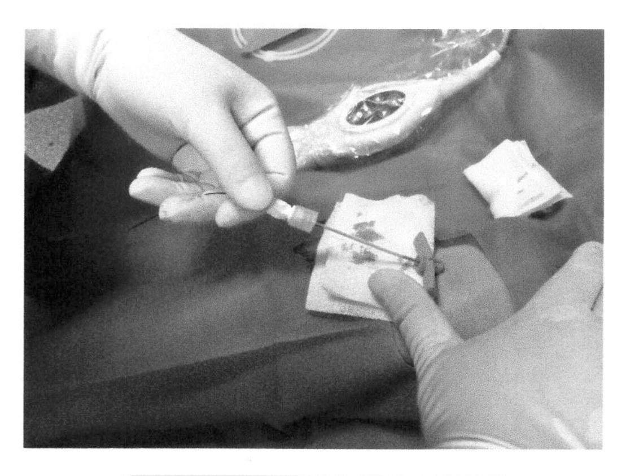

图4.18 撤出插管鞘芯及导丝

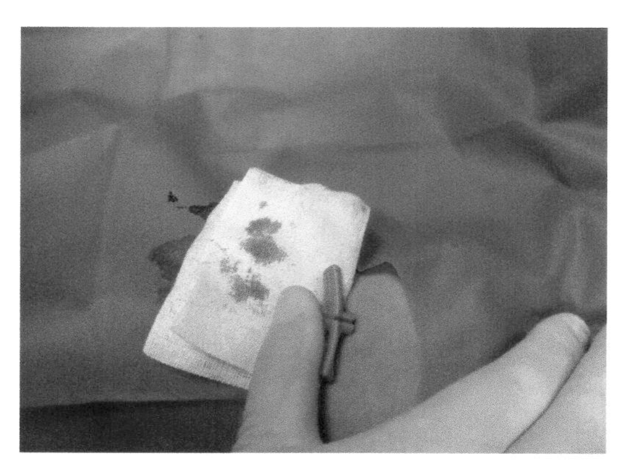

图4.19 拇指堵住鞘口

4.2.17 送入导管

固定好插管鞘，缓慢、匀速置入导管，当导管送入15～20cm时，嘱患者将下颌贴近穿刺侧肩部（防止导管误入颈内静脉），继续送入导管（图4.20）。

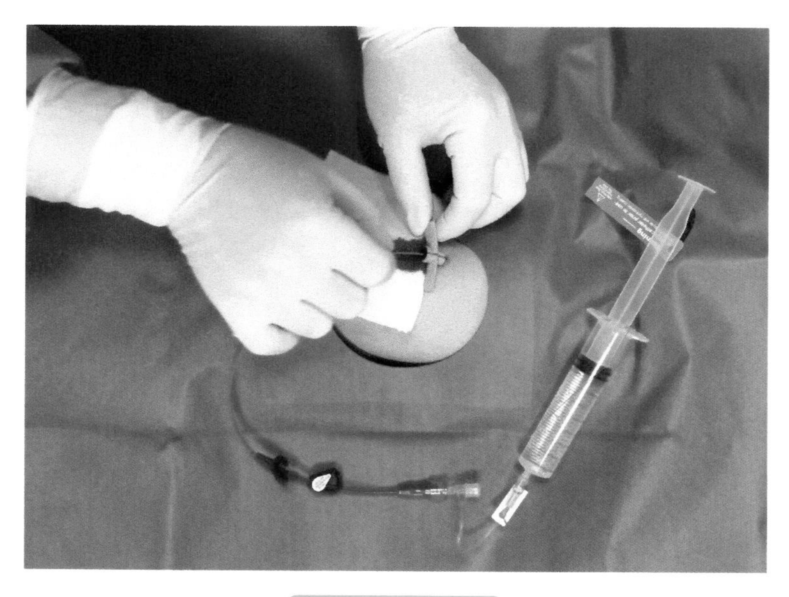

图4.20 送入导管

4.2.18 撤出插管鞘

送管至预定长度后，抽回血，见回血后冲洗导管（图4.21）；撤出并撕裂插管鞘（图4.22）。

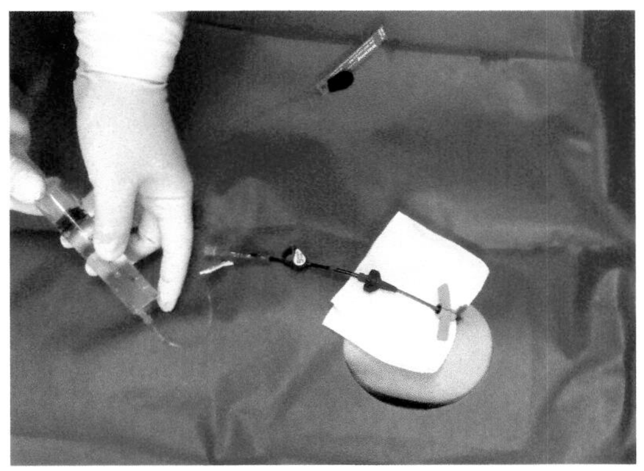

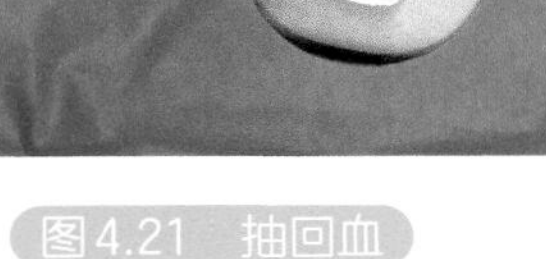

图4.21 抽回血

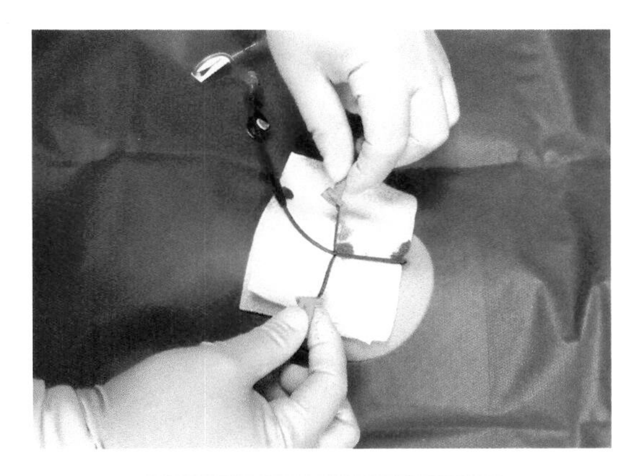

图4.22 撤出并撕裂插管鞘

4.2.19 判断导管位置

如图4.23所示，超声探查同侧的颈内静脉及锁骨下静脉（必要时探查对侧锁骨下静脉）；确认导管未进入颈内静脉（图4.24）。

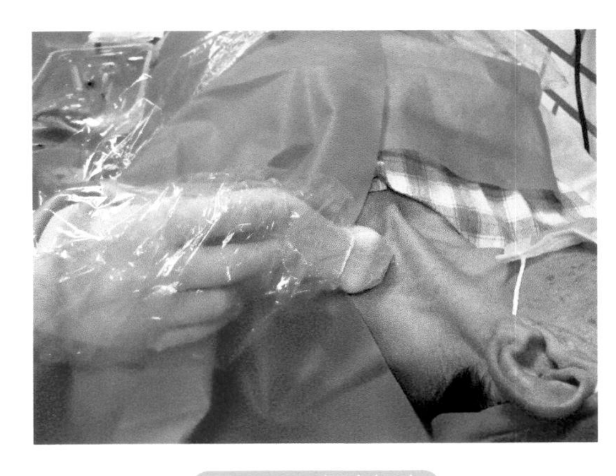

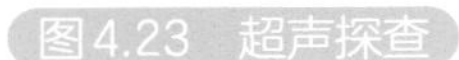

图4.23 超声探查

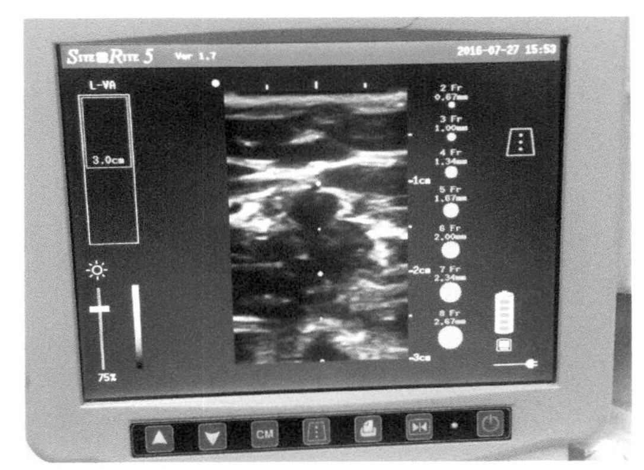

图4.24 颈内静脉未见异常图像

4.2.20 撤出支撑导丝

核对置管长度，分离T形管并连同支撑导丝一起缓慢、平直地撤出（图4.25）。

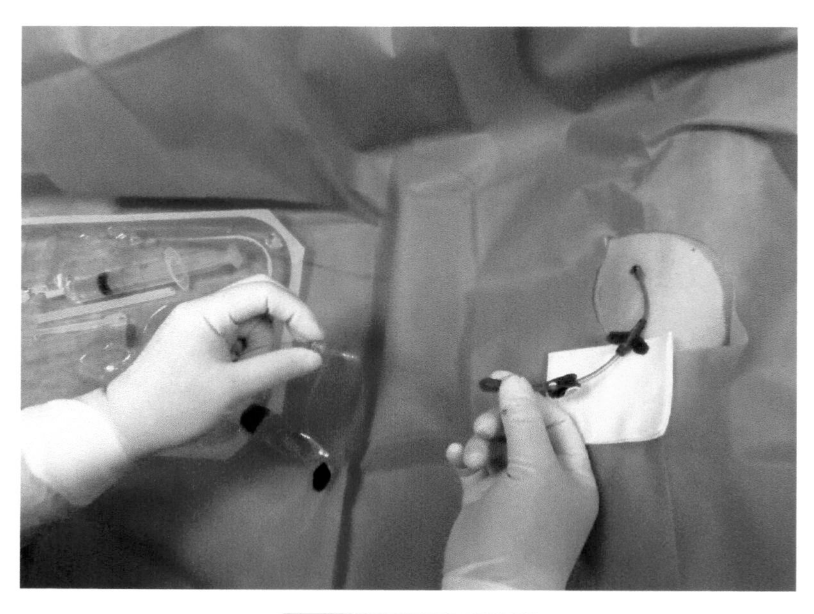

图4.25 撤出支撑导丝

4.2.21 安装输液接头

预冲输液接头（图4.26）；并连接导管，抽回血，见回血后脉冲式冲洗导管（图4.27）。

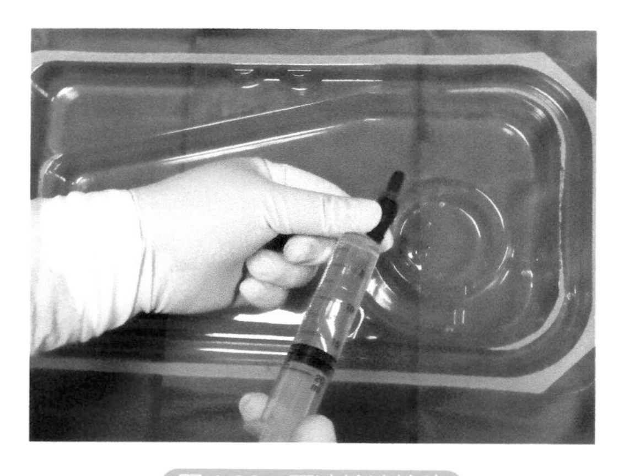

图4.26 预冲输液接头

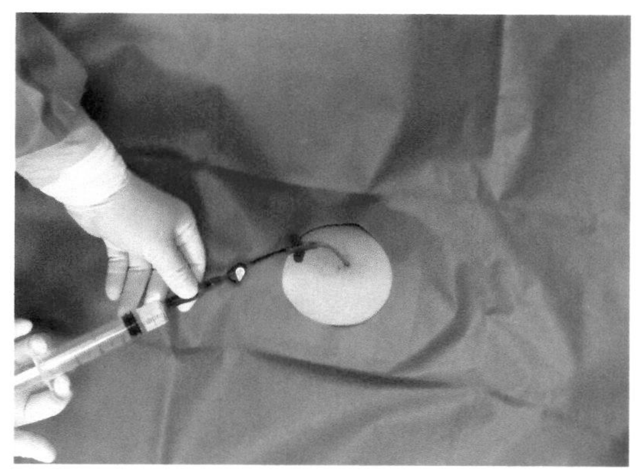

图4.27 连接导管，冲管

4.2.22 固定导管

（1）安装思乐扣　清洁穿刺点及周围皮肤，再用皮肤保护剂擦拭固定部位，待干（图4.28）；安装思乐扣，箭头方向朝向穿刺点，将体外导管摆放成弧形用思乐扣固定在皮肤上（图4.29）。

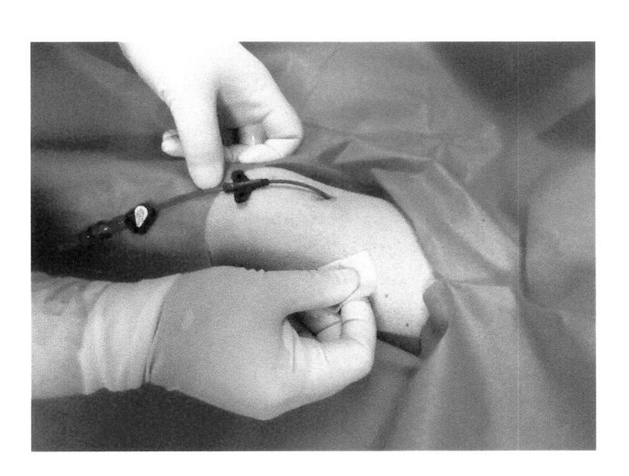

图4.28　擦拭皮肤保护剂

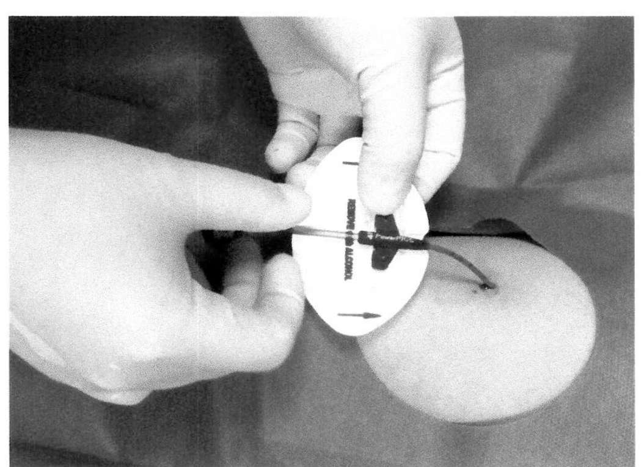

图4.29　安装思乐扣

（2）粘贴无菌敷料　撤去孔巾，在穿刺点上方放置小方纱，无张力粘贴10cm×12cm透明敷料（图4.30）；塑形导管，抚平敷料，移除边框（图4.31）。

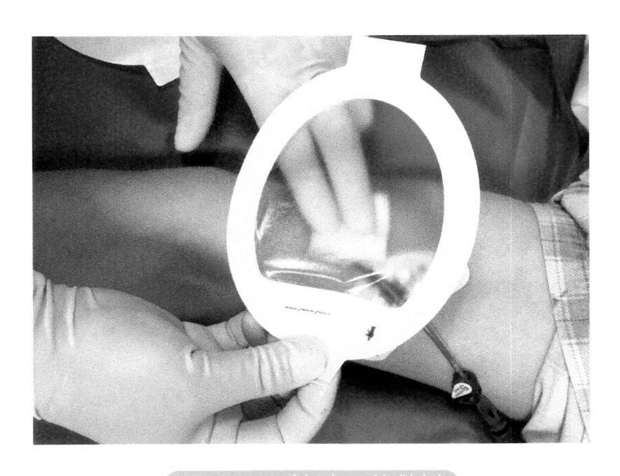

图4.30　粘贴无菌敷料

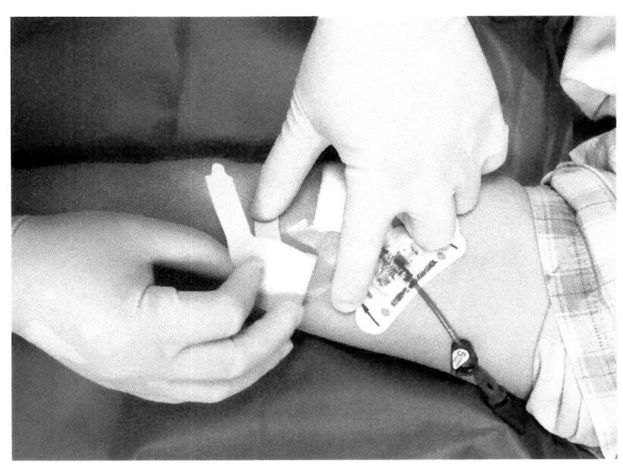

图4.31　塑形，抚平

（3）固定输液接头　如图4.32所示。

（4）标识　在记录纸上记录操作年份、日期、时间和操作者姓名，贴于敷料外部的边缘，必要时用弹力绷带加压止血（图4.33）。

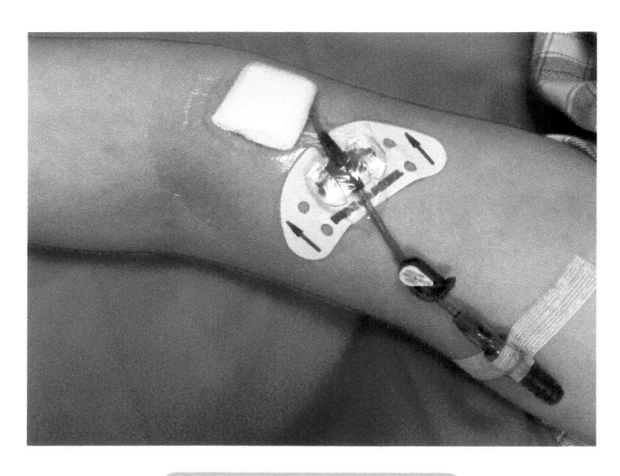

图4.32　固定输液接头

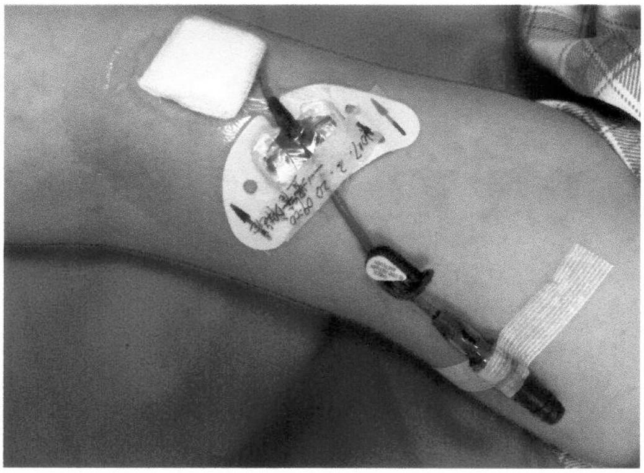

图4.33　粘贴记录纸

4.2.23　整理

整理用物，脱手套、手术衣，洗手。

4.2.24　X线检查

胸部正位片检查确定导管头端位置。

4.2.25　记录

填写PICC置管记录、《PICC维护手册》，告知患者及家属《PICC维护手册》的应用并妥善保管。

4.2.26　健康教育

见2.2.19健康教育。

5 外周静脉留置针维护

5.1 用物准备

免洗手消毒液、75%酒精棉片1片、5mL预充式导管冲洗器1支[1]、清洁手套1副、胶布、弯盘（图5.1）。

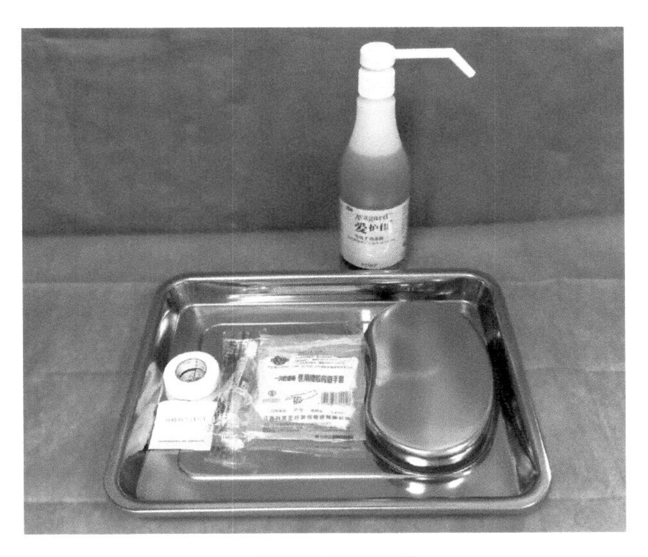

图5.1 用物准备

5.2 核对

检查用物，用两种以上方式核对患者身份。

5.3 手卫生

执行六步洗手法，整个步骤不少于15s。

---

[1] 无预充式导管冲洗器的可使用相应规格的注射器及冲洗液。

5.4 评估

评估外周静脉留置针（PVC）留置时间、穿刺点及周围皮肤、敷料及输液接头情况（图5.2）。

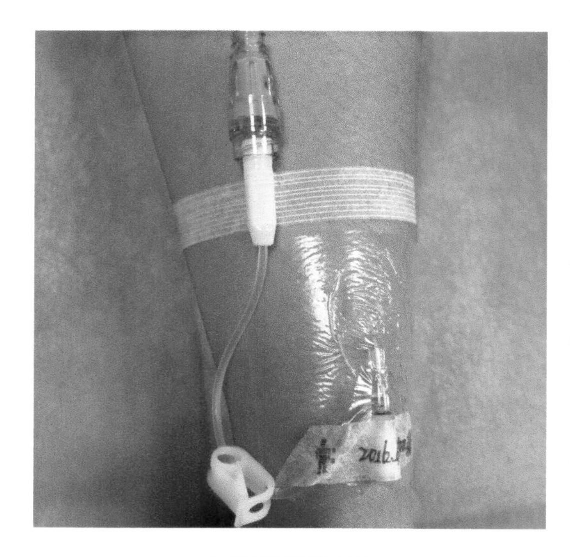

图5.2 评估

5.5 消毒输液接头

戴手套，用75%酒精棉片包裹输液接头横切面及外围部分（图5.3）；多方位用力擦拭15s，待干（图5.4）。

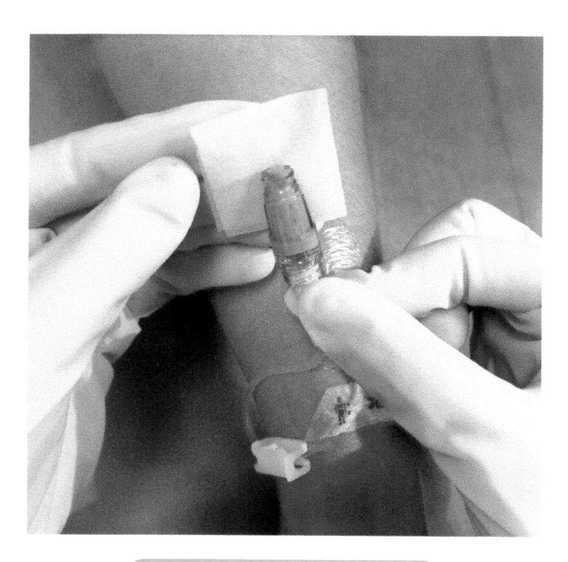

图5.3 消毒输液接头（1）

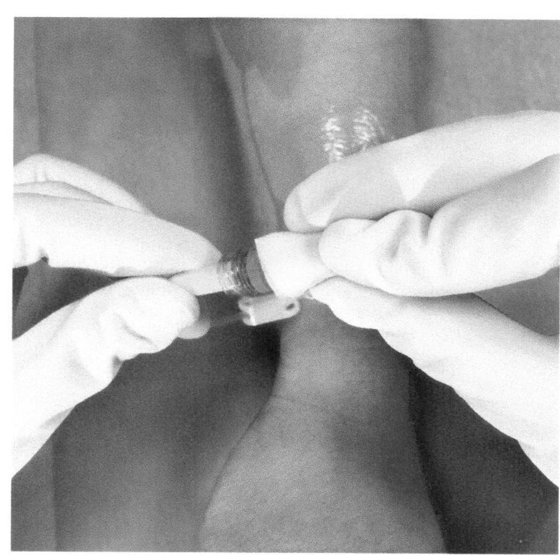

图5.4 消毒输液接头（2）

5.6 准备预充式导管冲洗器

（1）准备5mL预充式导管冲洗器，打开外包装，垂直向上释放压力（图5.5）。

（2）拧开预充式导管冲洗器的锥头帽，垂直向上排气（图5.6）。

（3）预充式导管冲洗器连接输液接头，拧紧（图5.7）。

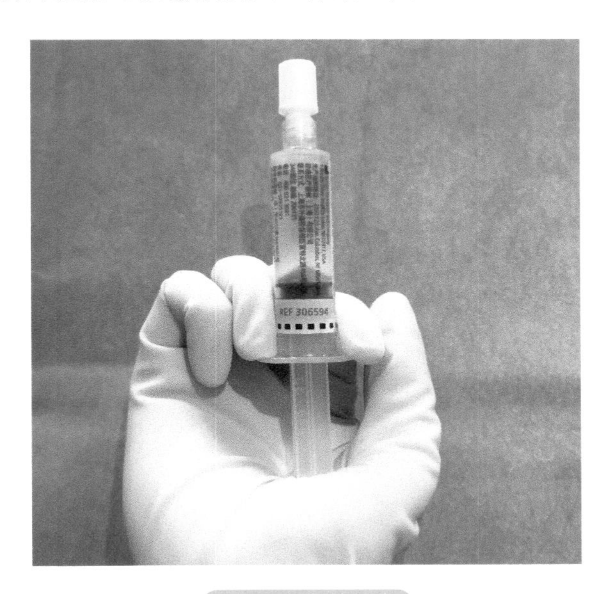

图5.5 释放压力

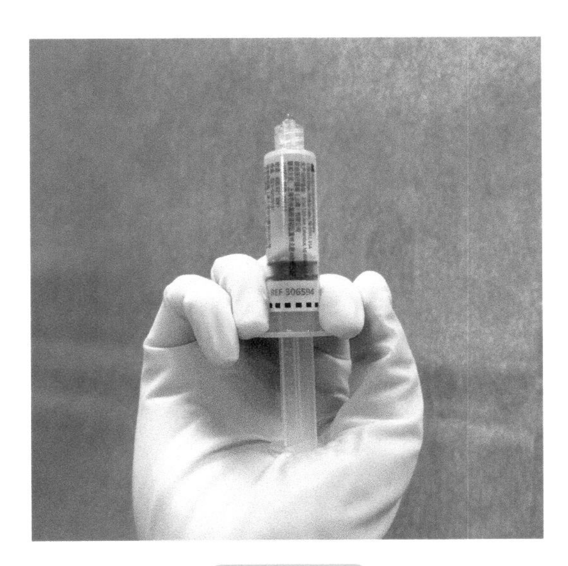

图5.6 排气

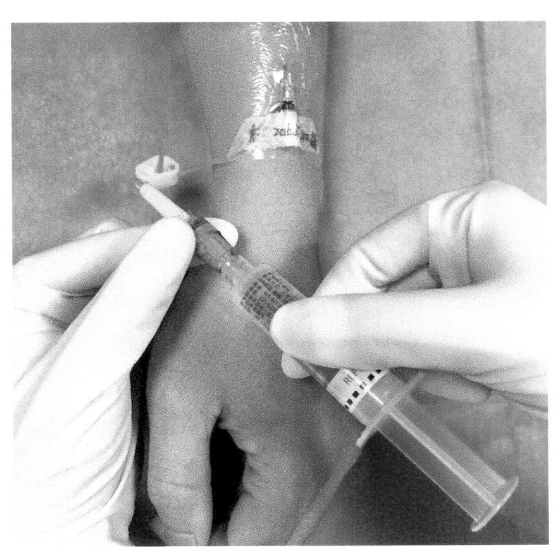

图5.7 连接输液接头

5.7 A-C-L导管维护

5.7.1 导管功能评估（Assess）

给药前，通过输入生理盐水检测导管通畅性，并确认导管在血管内（图5.8）。

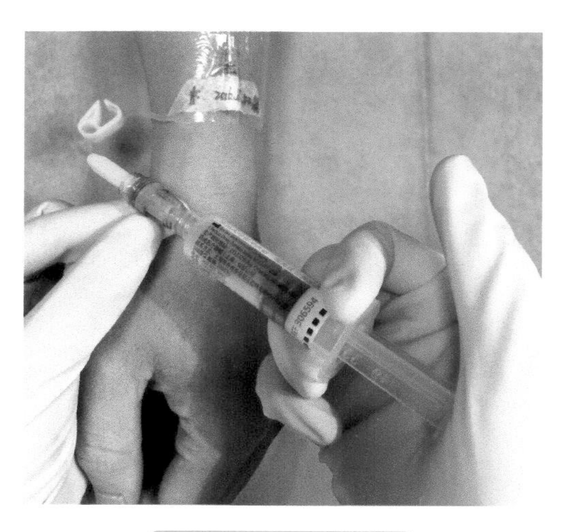

图5.8 导管功能评估

5.7.2 冲管（Clear）

每次输液前后，采用脉冲式方法冲管，将导管内残留的药液、血液冲洗干净（图5.9）。

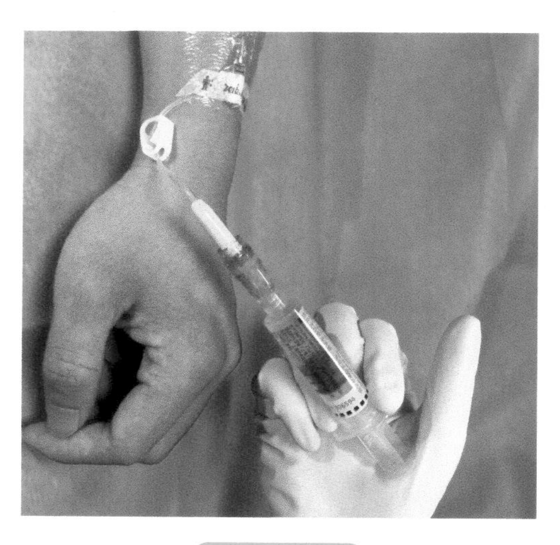

图5.9 冲管

5.7.3 封管（Lock）

按照SAS（S表示生理盐水，A表示药物注射，S表示生理盐水）原则，在输液完毕或在两次间断的输液之间，使用生理盐水正压封管，如图5.10所示，注射器内剩余0.5～1mL封管液时旋下预充式导管冲洗器（适用于正压接头）；随即关闭输液夹（尽量靠近针座端），如图5.11所示。

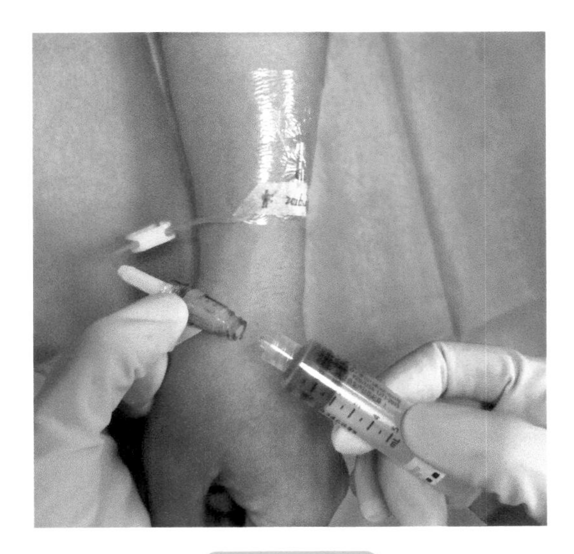

图5.10 封管

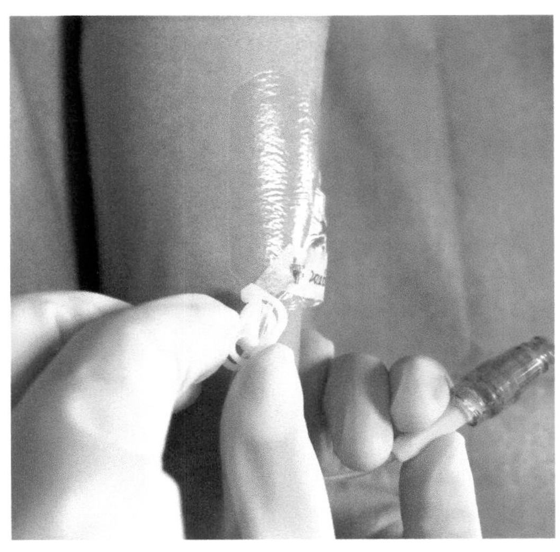

图5.11 关闭输液夹

5.8 固定延长管

延长管用高举平抬法U形固定，输液接头要高于导管尖端，且与血管平行（图5.12）。

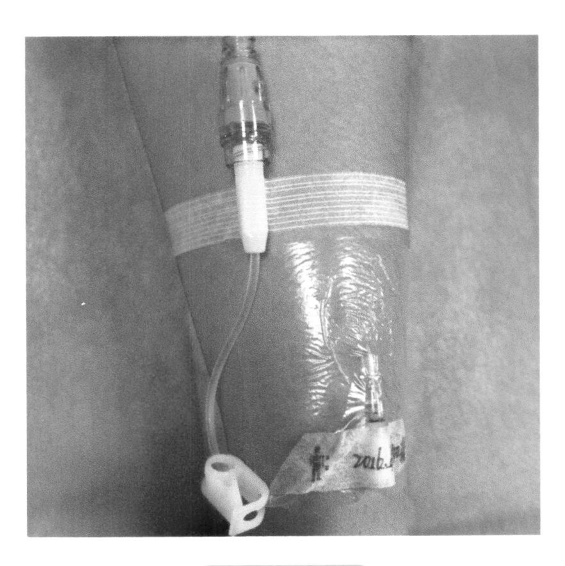

图5.12 固定

5.9 手卫生

整理用物，脱手套，用六步洗手法洗手，整个步骤不少于15s。

5.10 健康教育

见1.2.14健康教育。

6 经外周静脉置入中心静脉导管维护

6.1 用物准备

免洗手消毒液、中心静脉导管维护包（包内物品有75%酒精棉棒3根、2%葡萄糖酸氯己定乙醇溶液棉棒3根、无菌手套1副、10cm×12cm透明敷料1贴、酒精棉片2片、无菌小方纱1块、免缝胶带）、清洁手套1副、弯盘（图6.1）。

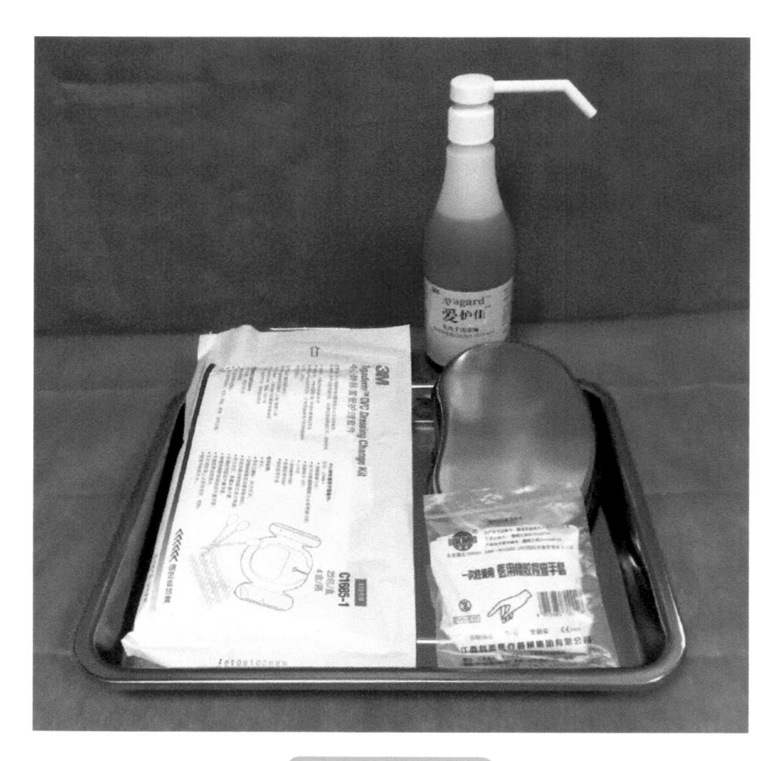

图6.1 用物准备

6.2 手卫生

执行六步洗手法，整个步骤不少于15s。

6.3 评估

戴手套，检查穿刺点局部有无红肿、疼痛及渗出物，观察导管外露长度，与PICC护理记录单是否一致（图6.2）。

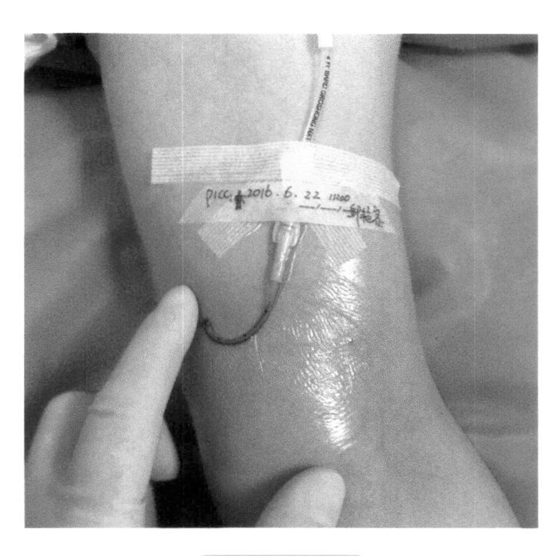

图6.2 评估

6.4 去除敷料

0°角去除旧的敷料（图6.3）。

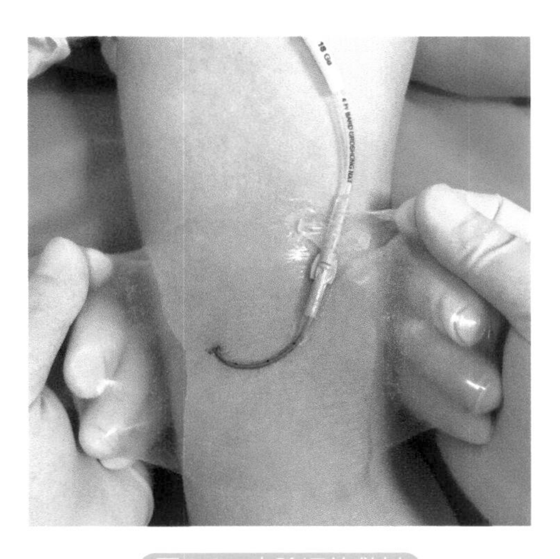

图6.3 去除旧的敷料

6.5 消毒

6.5.1 酒精消毒

用75%酒精清洁穿刺点周围皮肤、导管外露及连接部分上的残胶，至少两遍（消毒剂与皮肤接触15s），范围直径应≥15cm，避开穿刺点（图6.4），待干。

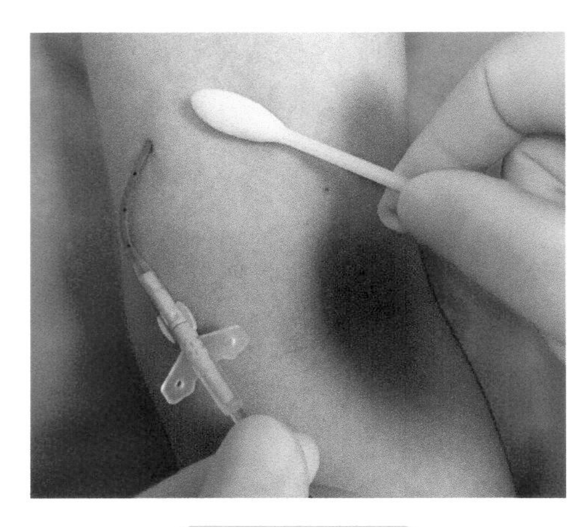

图6.4 酒精消毒

6.5.2 2%葡萄糖酸氯己定乙醇溶液消毒皮肤

用2%葡萄糖酸氯己定乙醇溶液消毒剂擦拭穿刺点、周围皮肤，至少两遍（消毒剂与皮肤接触30s），消毒范围直径应≥15cm，待干（图6.5）。

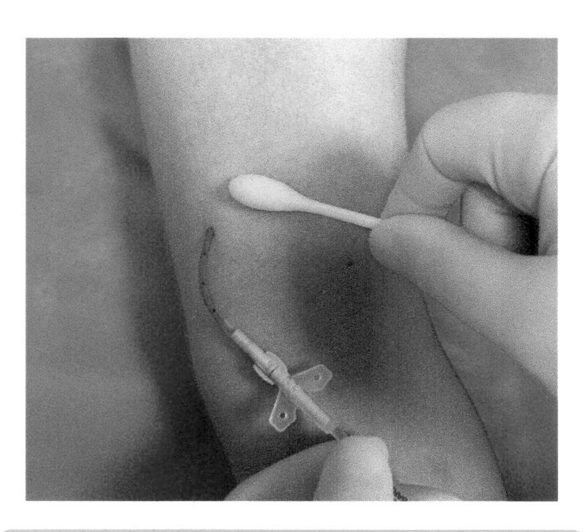

图6.5 2%葡萄糖酸氯己定乙醇溶液消毒皮肤

6.5.3 2%葡萄糖酸氯己定乙醇溶液消毒导管

用2%葡萄糖酸氯己定乙醇溶液消毒剂擦拭导管外露及连接部分，待干（图6.6）。

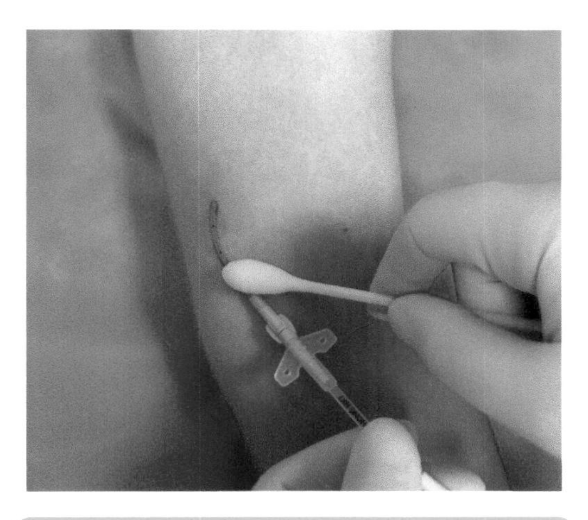

图6.6 2%葡萄糖酸氯己定乙醇溶液消毒导管

6.6 涂抹液体敷料（皮肤保护剂）

更换无菌手套，涂抹液体敷料时应避开穿刺点，以穿刺点为中心向四周均匀涂抹，避免来回涂抹，待干（图6.7）。

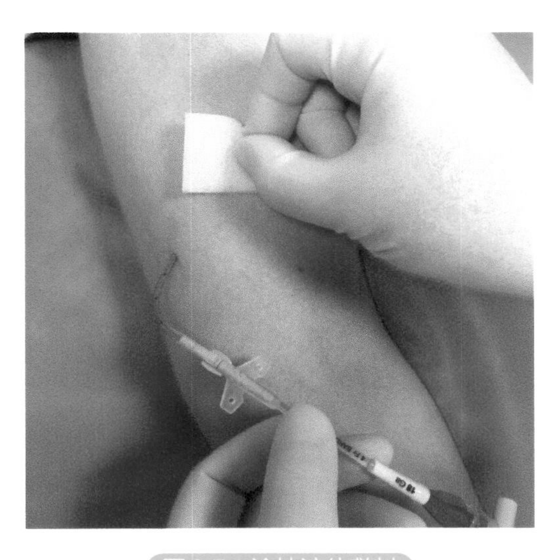

图6.7 涂抹液体敷料

6.7 准备敷料

取出面积≥10cm×10cm的无菌透明敷料，撕除敷料背面离型纸，敷料面朝下（图6.8）。

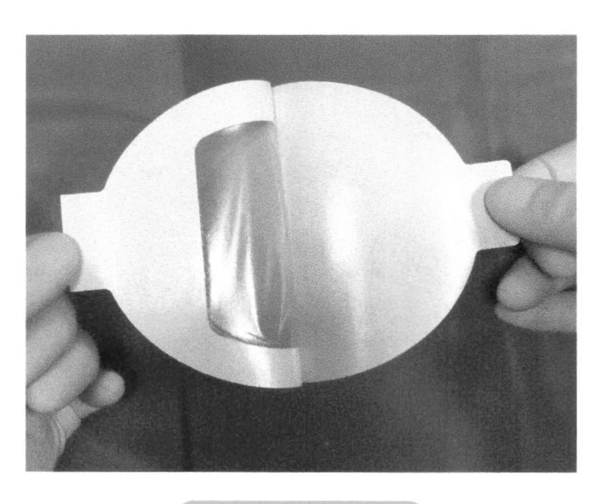

图6.8 准备敷料

6.8 固定敷料（一捏二抚三压手法）

6.8.1 粘贴无菌透明敷料

单手持透明敷料，敷料预切口朝向延长管翼型部分，将敷料中央对准穿刺点，无张力自然垂放，达到最大无菌屏障（图6.9）。

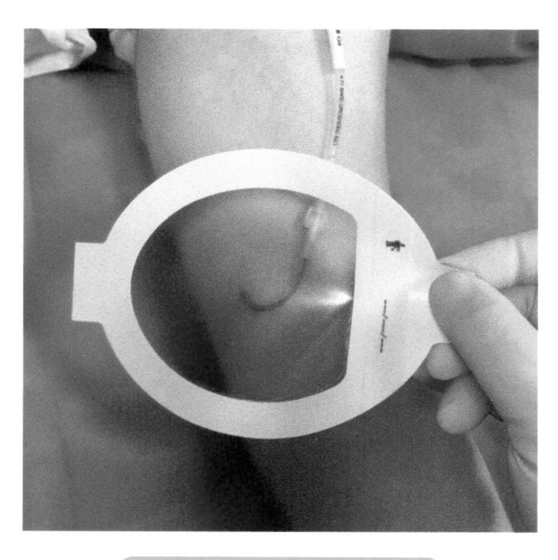

图6.9 粘贴无菌透明敷料

6.8.2 塑形

用拇指及示指指腹捏牢导管突起部分，使导管和敷料完全贴合，排除空气，避免水汽产生（图6.10）。

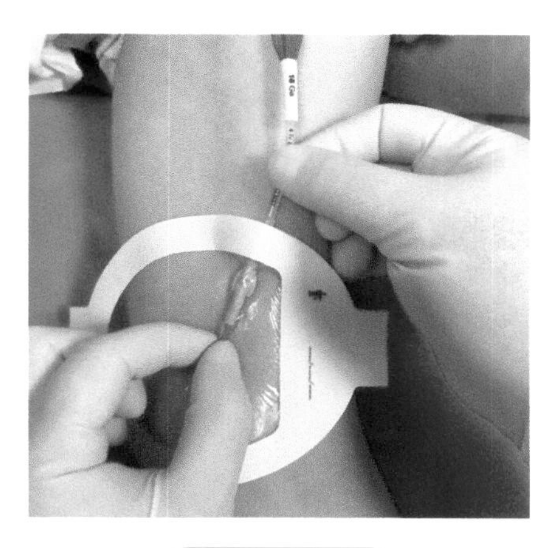

图6.10 塑形

6.8.3 抚平

用拇指抚平整片敷料边框，排除敷料下空气，使敷料与皮肤充分粘合（图6.11）。

6.8.4 按压

从预切口处移除边框，同时按压透明敷料，边撕边框边按压（图6.12）。

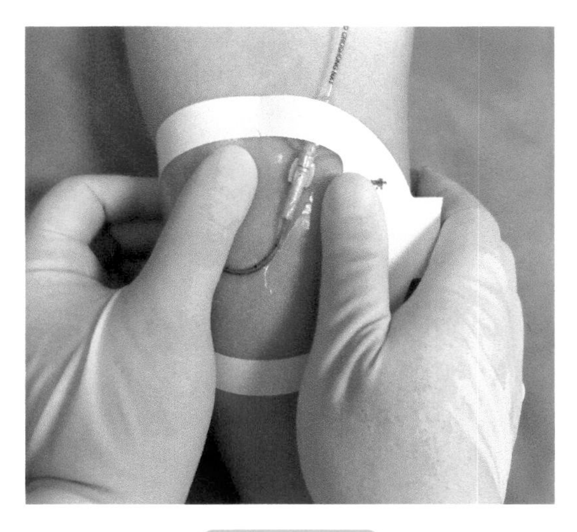

图6.11 抚平

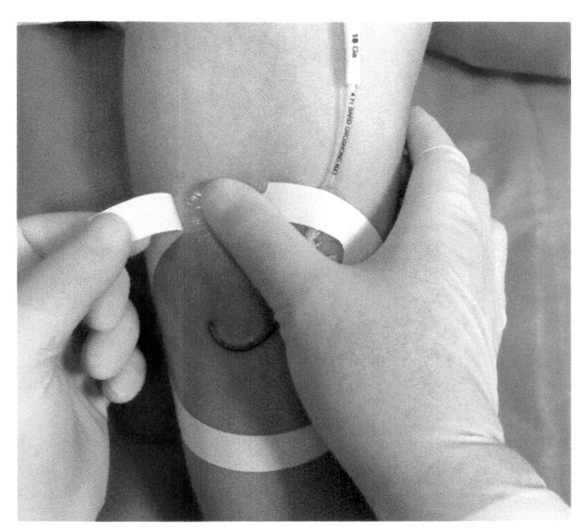

图6.12 按压

6.9 加强固定

（1）第一条胶带蝶形（图6.13）交叉固定连接器（图6.14）。

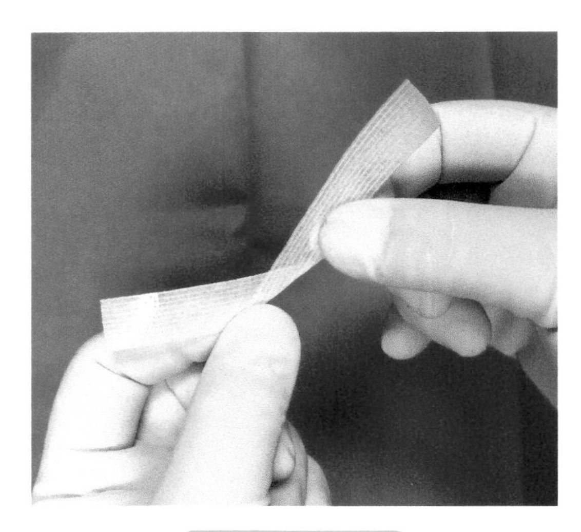

图6.13 蝶形胶带

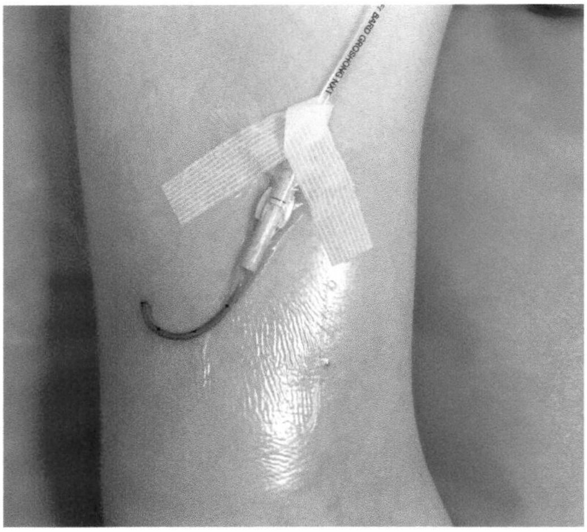

图6.14 交叉固定连接器

（2）第二条胶带在交叉处横向固定（图6.15）。

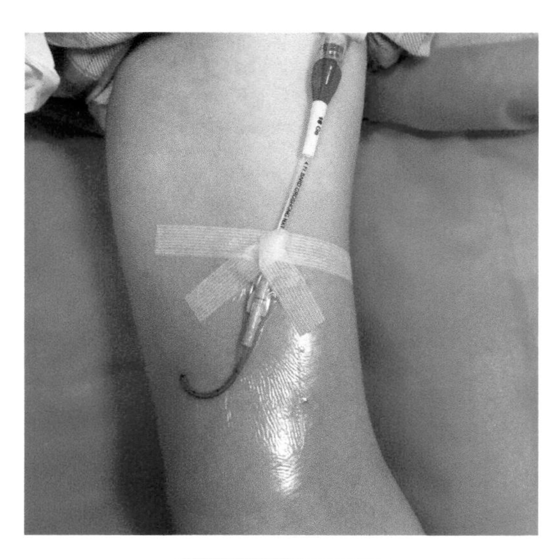

图6.15 横向固定

6.10 粘贴记录纸

在记录纸上记录维护年份、日期、时间和操作者姓名，贴于敷料外部的边缘，必要时用弹力绷带加压止血（图6.16）。

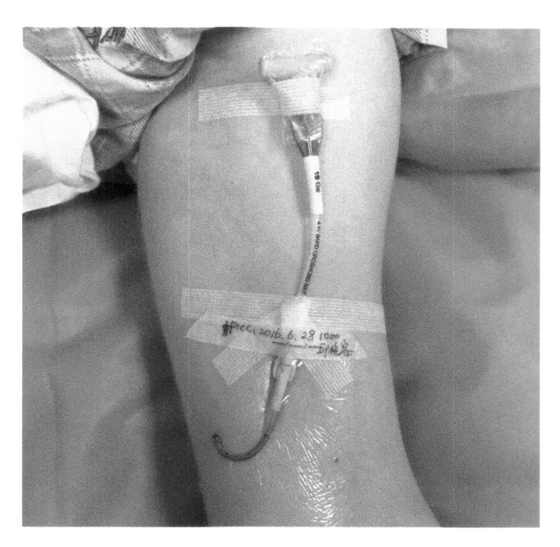

图6.16 粘贴记录纸

6.11 手卫生

整理用物，脱手套，用六步洗手法洗手，整个步骤不少于15s。

6.12 健康教育

（1）嘱患者每日观察穿刺点及周围皮肤的情况，发现皮肤瘙痒、过敏、穿刺点红肿疼痛等异常现象时应及时告知护士。

（2）嘱患者置管后第一个24h内需更换敷料，以后根据敷料类型每周更换1～2次。

（3）应至少每7天更换1次无菌透明敷料。至少每2天更换1次无菌纱布敷料。

（4）若穿刺部位渗血、渗液，应及时予以更换敷料。

（5）穿刺部位敷料发生松动、污染等完整性受损时需立即更换敷料。

7 经外周静脉置入高压注射型中心静脉导管维护

7.1 准备用物

免洗手消毒液、中心静脉导管维护包（包内物品有75%酒精棉棒3根、2%葡萄糖酸氯己定乙醇溶液棉棒3根、无菌手套1副、10cm×12cm透明敷料1贴、酒精棉片2片、无菌小方纱1块、免缝胶带）、思乐扣1副、清洁手套1副、弯盘（图7.1）。

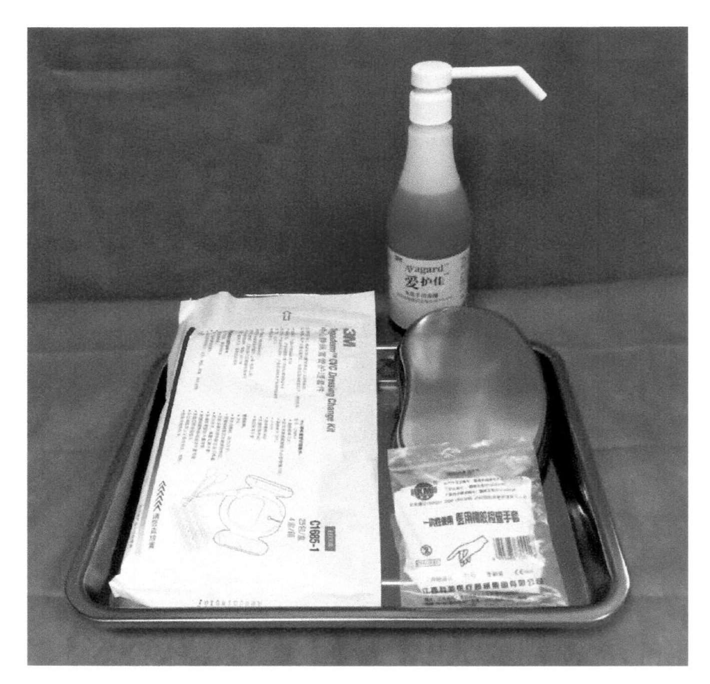

图7.1 用物准备

7.2 手卫生

执行六步洗手法，整个步骤不少于15s。

7.3 评估

戴清洁手套，检查穿刺点有无红肿、疼痛及渗出物，观察导管外露长度与PICC护理记录单是否一致（图7.2）。

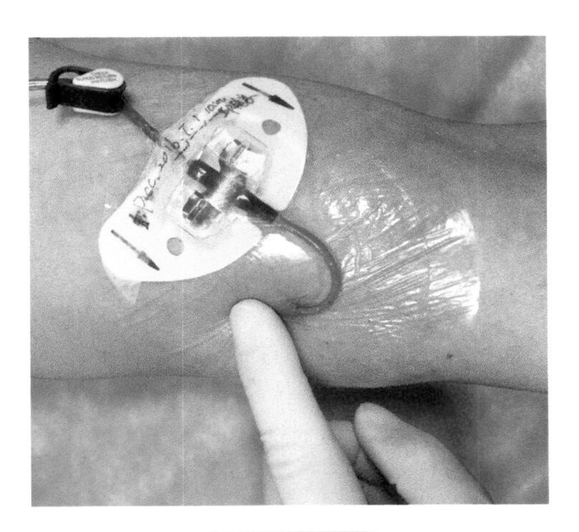

图7.2 评估

7.4 去除敷料及旧的思乐扣

0°角去除旧的敷料（图7.3）；使用75%的酒精棉签去除旧的思乐扣（图7.4）。

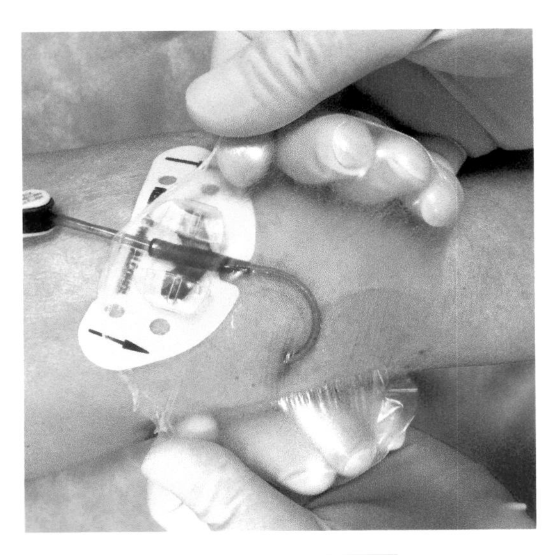

图7.3 去除旧的敷料

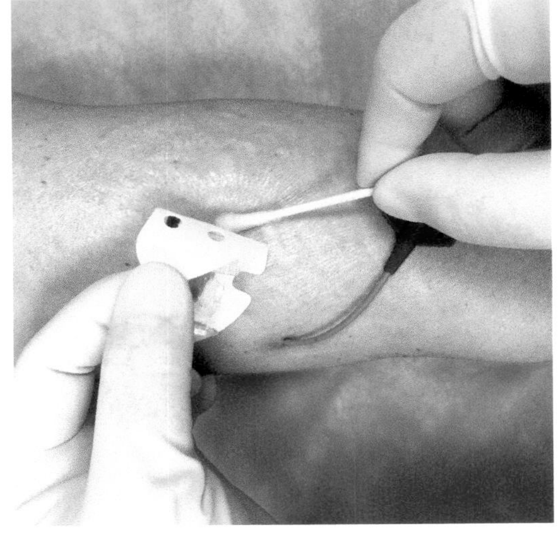

图7.4 去除旧的思乐扣

7.5 消毒

7.5.1 酒精消毒

用75%酒精清洁穿刺点周围皮肤及外露导管和固定翼上的残胶，至少两遍（消毒棉棒与皮肤接触15s），范围直径应≥15cm，避开穿刺点，待干（图7.5）。

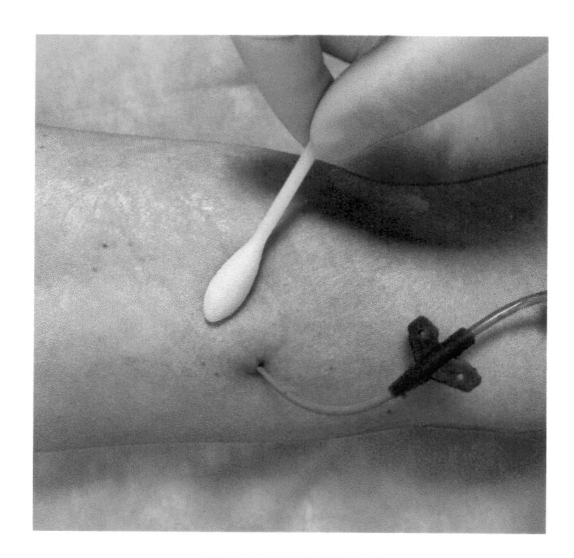

图7.5 酒精消毒

7.5.2 2%葡萄糖酸氯己定乙醇溶液消毒皮肤

用2%葡萄糖酸氯己定乙醇溶液消毒剂擦拭穿刺点、周围皮肤，至少两遍（消毒剂与皮肤接触30s），消毒范围直径应≥15cm，待干（图7.6）。

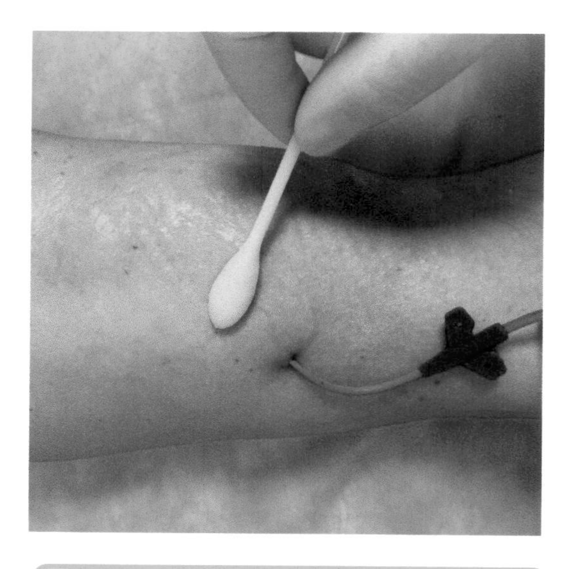

图7.6 2%葡萄糖酸氯己定乙醇溶液消毒皮肤

7.5.3 2%葡萄糖酸氯己定乙醇溶液消毒导管

用2%葡萄糖酸氯己定乙醇溶液消毒剂擦拭导管外露及连接部分，待干（图7.7）。

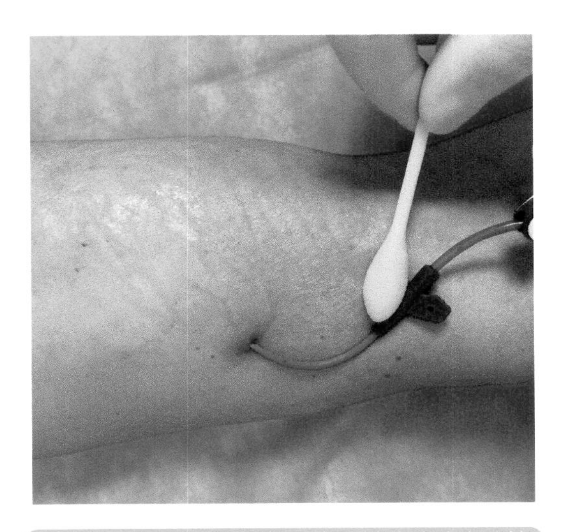

图7.7 2%葡萄糖酸氯己定乙醇溶液消毒导管

7.6 涂抹液体敷料（皮肤保护剂）

更换无菌手套，涂抹液体敷料时应避开穿刺点，以穿刺点为中心向四周均匀涂抹，避免来回涂抹，待干（图7.8）。

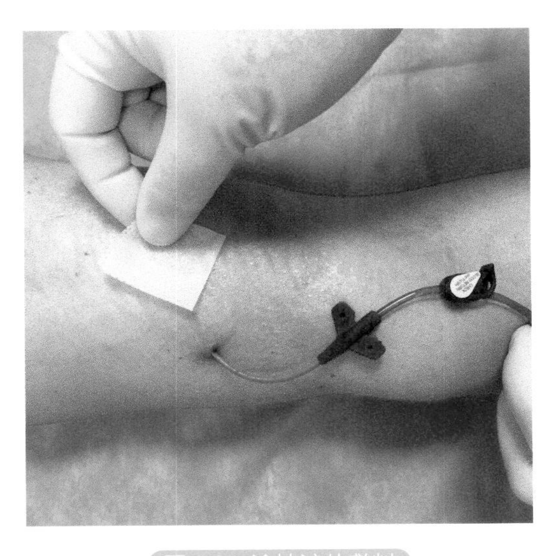

图7.8 涂抹液体敷料

7.7 固定思乐扣（StatLock）

（1）将导管固定翼上的缝合孔安装在思乐扣上，箭头朝向穿刺点（图7.9）。

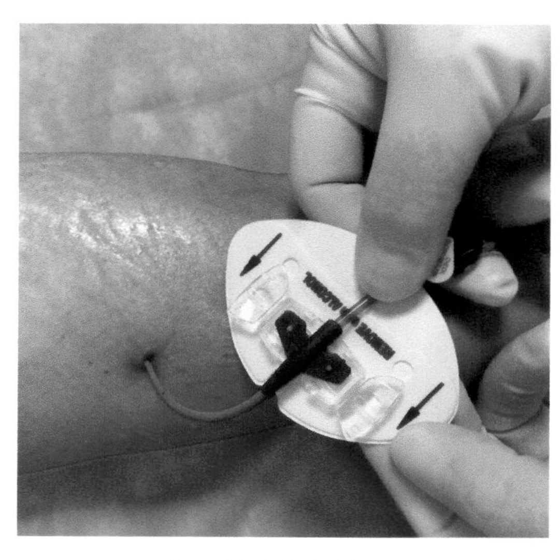

图7.9 安装思乐扣

（2）将导管摆成U形或弧形，撕开思乐扣背面胶纸并粘贴于皮肤上（图7.10）。

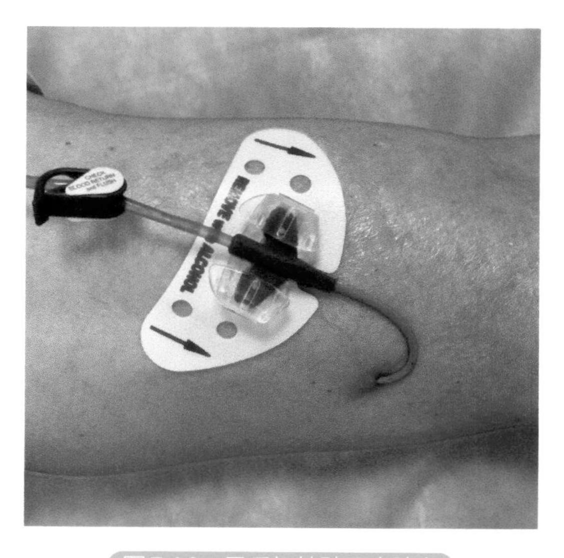

图7.10 思乐扣粘贴于皮肤上

7.8 固定敷料（一捏二抚三压手法）

7.8.1 粘贴无菌透明敷料

单手持透明敷料，敷料面朝下，敷料预切口朝向固定翼，将敷料中央对准穿刺点，无张力自然垂放，达到最大无菌屏障（图7.11）。

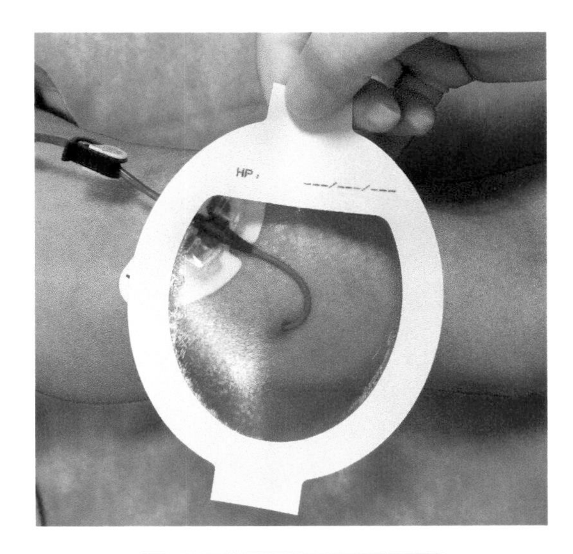

图7.11 粘贴无菌透明敷料

7.8.2 塑形

用拇指及示指指腹捏牢导管突起部分及思乐扣，使导管和敷料完全贴合，排除空气，避免水汽产生（图7.12）。

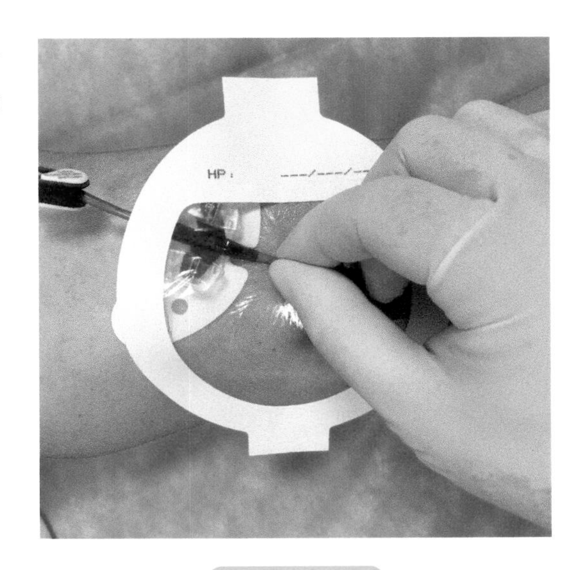

图7.12 塑形

7.8.3 抚平

用拇指抚平整片敷料边框，使敷料与皮肤充分粘合（图7.13）。

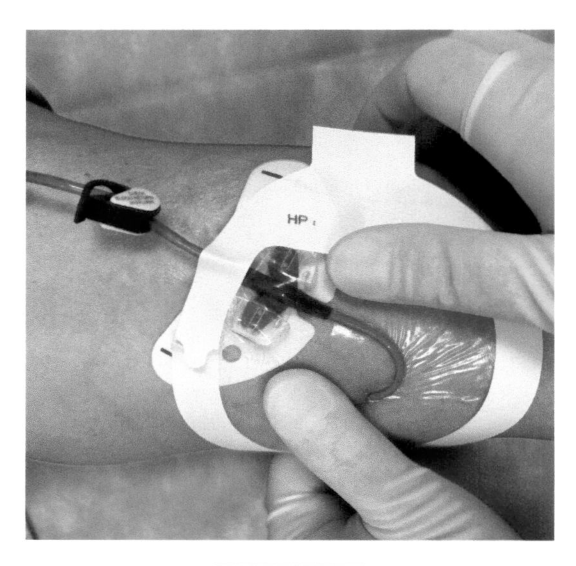

图7.13 抚平

7.8.4 按压

从预切口处移除边框，同时按压透明敷料，边撕边框边按压（图7.14）。

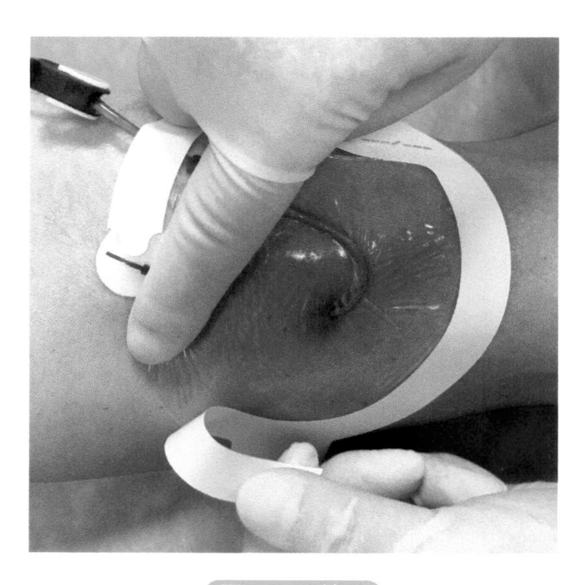

图7.14 按压

7.9 标识

记录纸上注明维护年份、日期、时间及操作者姓名，将其横贴在固定翼上方敷料外部（图7.15）。

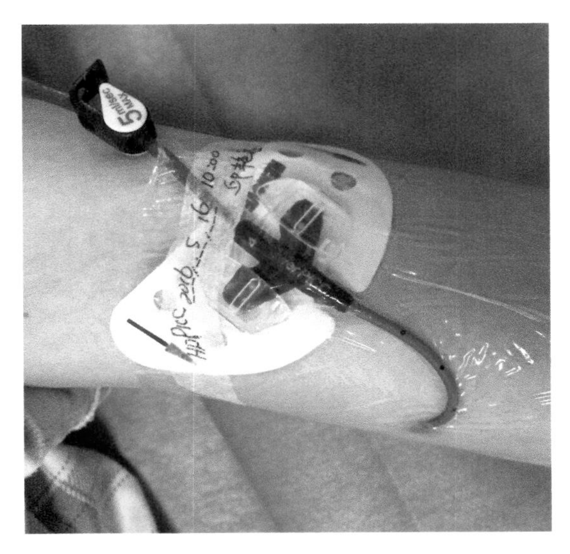

图7.15 粘贴记录纸

7.10 手卫生

整理用物，脱手套，用六步洗手法洗手，整个步骤不少于15s。

7.11 健康教育

见6.12健康教育。

8 中心静脉导管维护

8.1 用物准备

见6.1用物准备。

8.2 手卫生

执行六步洗手法，整个步骤不少于15s。

8.3 评估

戴手套，检查穿刺点及周围有无红肿、疼痛及渗出物，观察导管外露长度，注意导管有无移位（图8.1）。

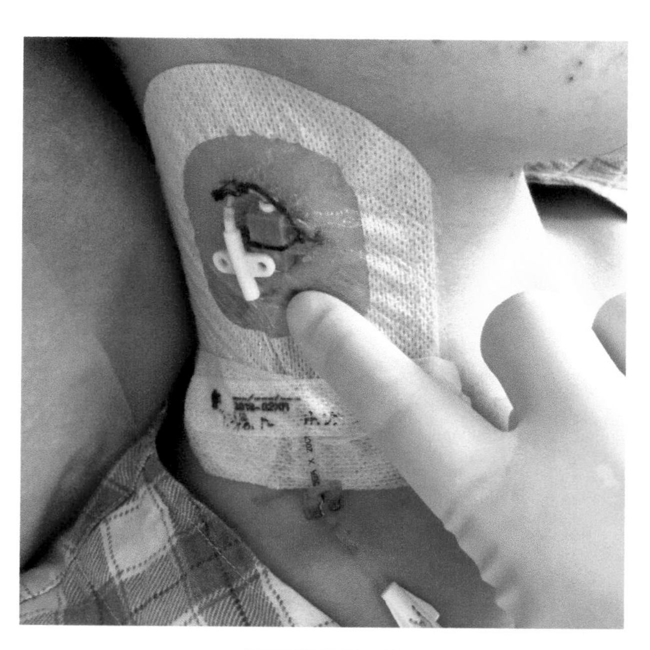

图8.1 评估

8.4 去除敷料

0°角去除旧的敷料（图8.2）。

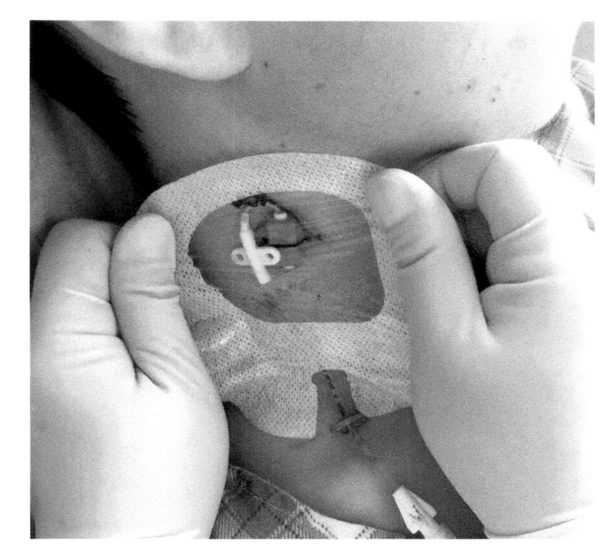

图8.2 去除旧的敷料

8.5 消毒

8.5.1 酒精消毒

用75%酒精清洁穿刺点周围皮肤及外露导管和固定翼上的残胶，至少两遍（消毒棉棒与皮肤接触15s），范围直径应≥15cm，避开穿刺点（图8.3），待干。

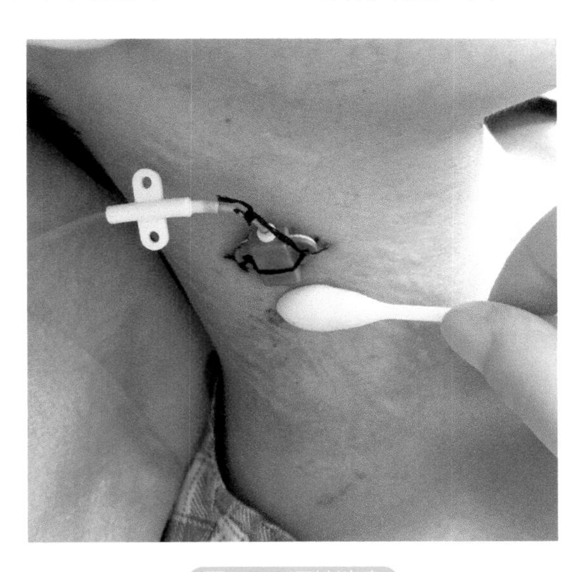

图8.3 酒精消毒

8.5.2 2%葡萄糖酸氯己定乙醇溶液消毒皮肤

用2%葡萄糖酸氯己定乙醇溶液消毒剂擦拭穿刺点、周围皮肤，至少两遍（消毒剂与皮肤接触30s），消毒范围直径应≥15cm，待干（图8.4）。

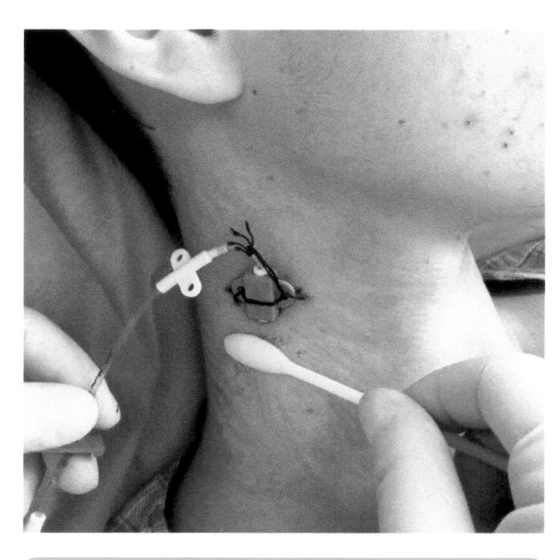

图8.4 2%葡萄糖酸氯己定乙醇溶液消毒皮肤

8.5.3 2%葡萄糖酸氯己定乙醇溶液消毒导管

用2%葡萄糖酸氯己定乙醇溶液消毒剂擦拭导管外露及连接部分，待干（图8.5）。

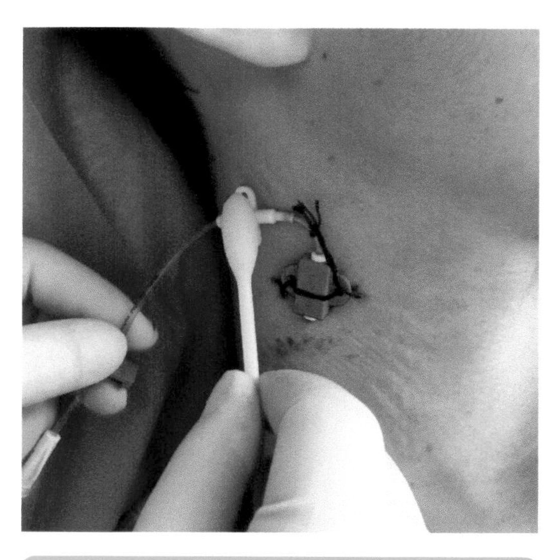

图8.5 2%葡萄糖酸氯己定乙醇溶液消毒导管

8.6 涂抹液体敷料（皮肤保护剂）

更换无菌手套，涂抹液体敷料时应避开穿刺点，以穿刺点为中心向四周均匀涂抹，避免来回涂抹，待干（图8.6）。

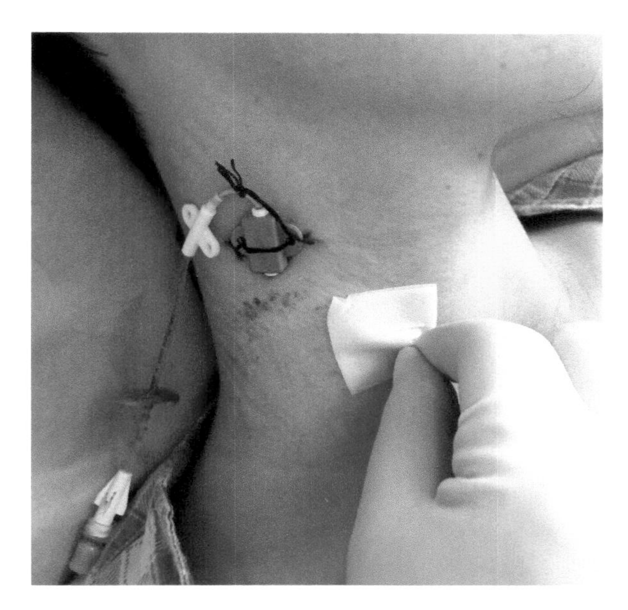

图8.6 涂抹液体敷料

8.7 固定敷料（一捏二抚三压手法）

8.7.1 粘贴无菌透明敷料[1]

单手持透明敷料，敷料面朝下，敷料V形楔口顺外露导管走向摆放，将敷料中央对准穿刺点，达到最大无菌屏障，无张力自然垂放，将导管尾部提起，V形楔口在导管下方闭合（图8.7）。

8.7.2 塑形

用拇指及示指指腹捏牢导管突起部分，使导管和敷料完全贴合，排除空气，避免水汽产生（图8.8）。

---

[1] CVC使用透明敷料固定时请参照PICC透明敷料的固定方式。

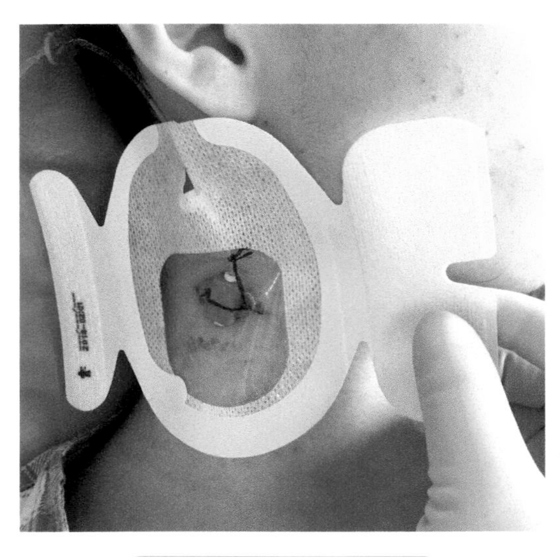

图8.7 粘贴无菌透明敷料

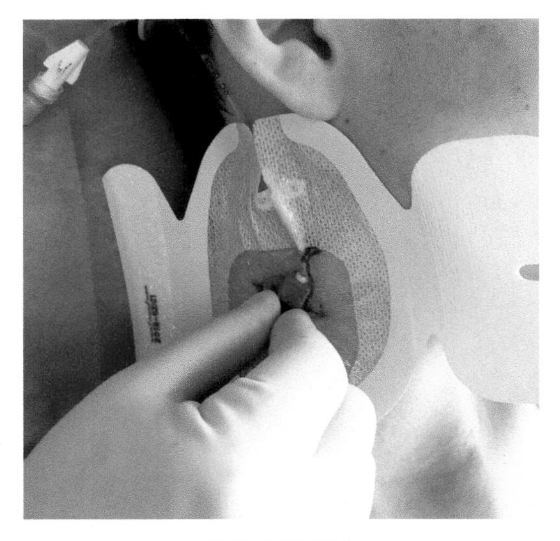

图8.8 塑形

8.7.3 抚平

用拇指抚平整片敷料边框，使敷料与皮肤充分黏合（图8.9）。

8.7.4 按压

从预切口处移除边框，同时按压透明敷料，边撕边框边按压（图8.10）。

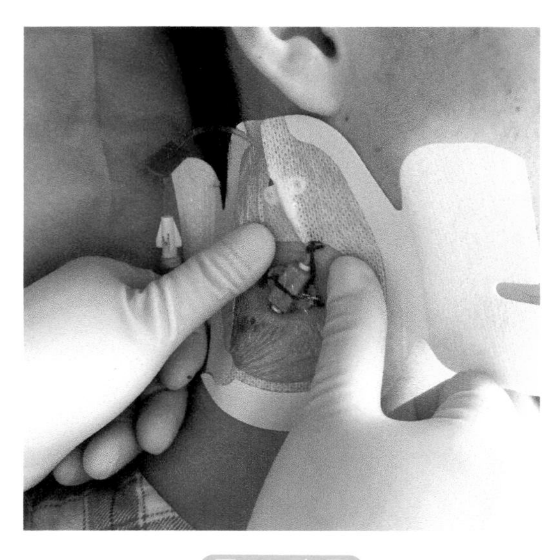

图8.9 抚平

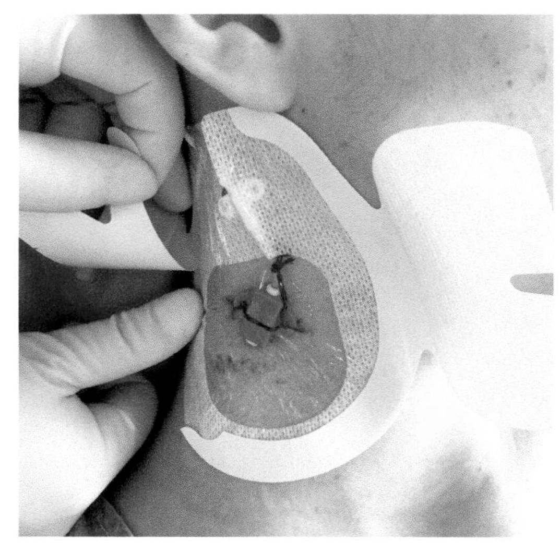

图8.10 按压

8.7.5 撕下附加胶带，双手持附加胶带的两端（图8.11）

8.7.6 加强固定

附加胶带的缺口朝向穿刺点方向，粘贴于导管下方，封闭敷料缺口处（图8.12）。

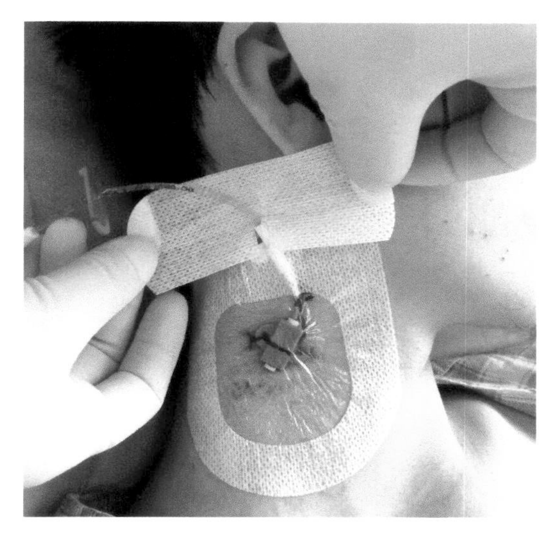

图8.11 双手持附加胶带的两端

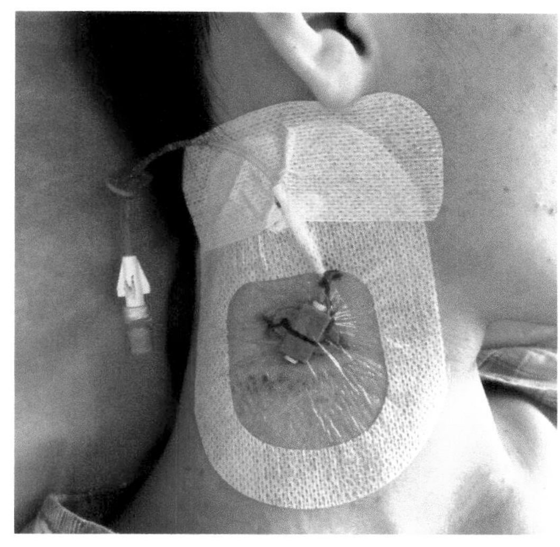

图8.12 加强固定

8.8 标识

记录纸上以分子分母形式记录，分子注明置管年、月、日，分母注明维护年份、日期、时间及操作者姓名，横贴于敷料V形楔口闭合处（图8.13）。

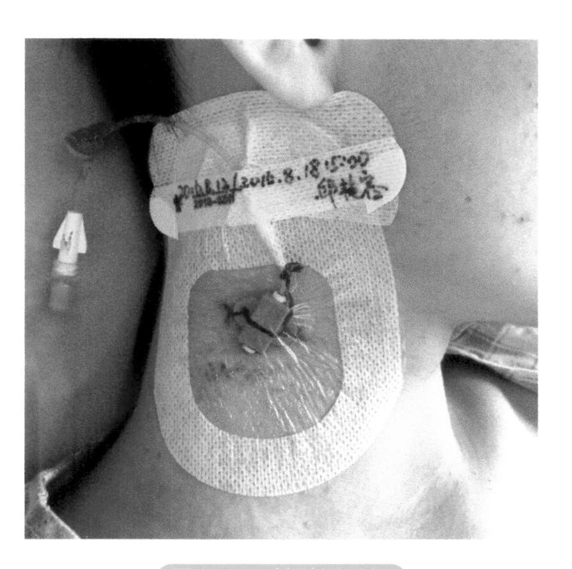

图8.13 粘贴记录纸

8.9 手卫生

整理用物，脱手套，用六步洗手法洗手，整个步骤不少于15s。

8.10 健康教育

见6.12健康教育。

9 植入式静脉输液港维护

9.1 用物准备

免洗手消毒液、PORT无损伤针1支、输液接头1个、10cm×12cm透明敷料1贴、10mL预充式导管冲洗器2支[1]、无菌手套1副、清洁手套1副、75%酒精消毒棉棒1包、2%葡萄糖酸氯己定乙醇溶液棉棒1包、灭菌纱布、一次性灭菌孔巾、胶布、弯盘（图9.1）。

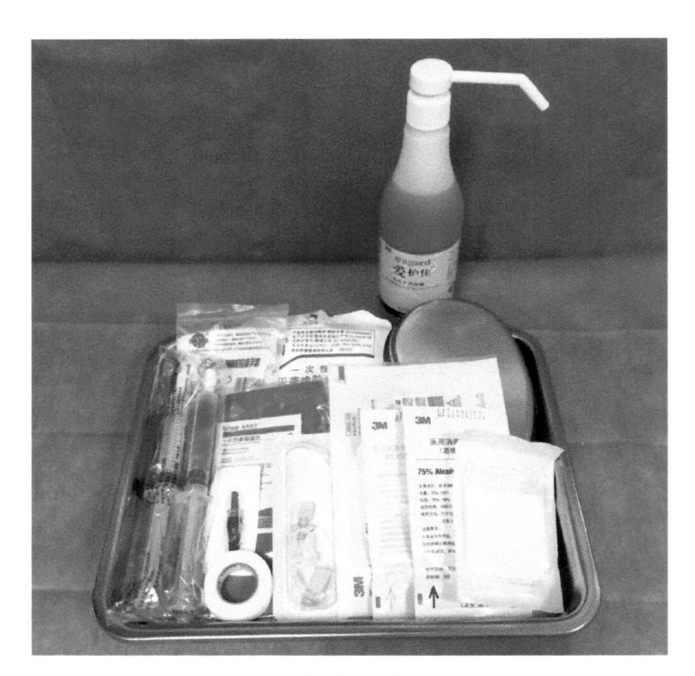

图9.1 用物准备

9.2 手卫生

执行六步洗手法，整个步骤不少于15s，戴清洁手套。

---

[1] 无预充式导管冲洗器的可使用相应规格的注射器及冲洗液。

9.3 局部评估

评估输液港港体周围有无红肿、疼痛、渗出物及港体有无移位或翻转等现象（图9.2）。

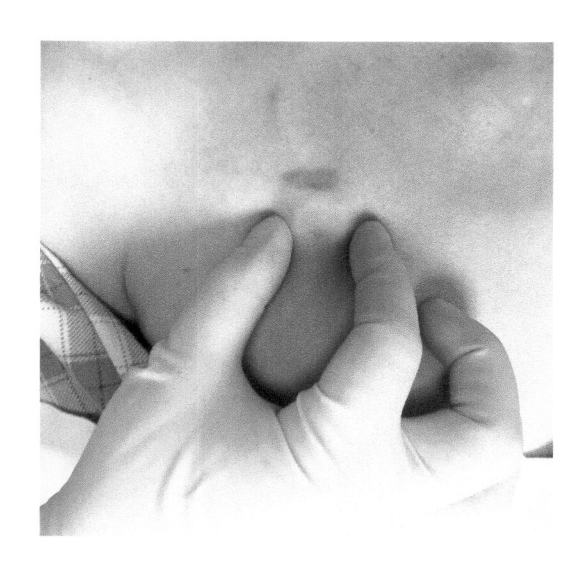

图9.2 局部评估

9.4 消毒

9.4.1 酒精消毒

用75%酒精清洁预穿刺处皮肤，至少两遍（消毒棉棒与皮肤接触15s），范围直径应≥15cm（图9.3），待干。

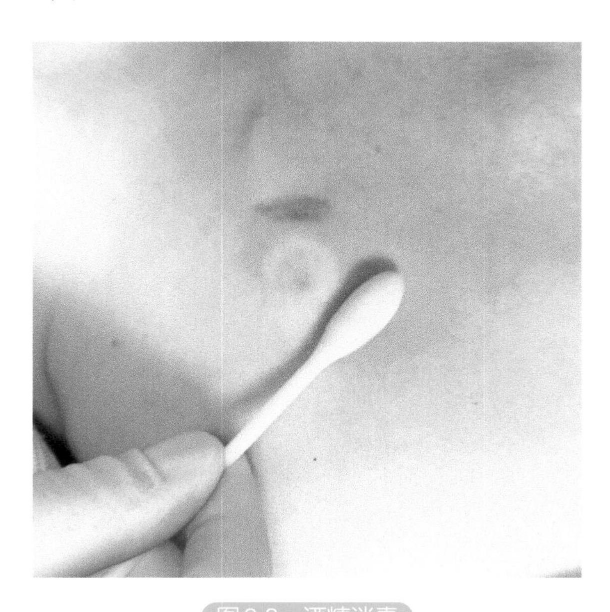

图9.3 酒精消毒

9.4.2 2%葡萄糖酸氯己定乙醇溶液消毒皮肤

用2%葡萄糖酸氯己定乙醇溶液擦拭预穿刺处皮肤，至少两遍（消毒棉棒与皮肤接触30s），消毒范围直径应≥15cm（图9.4），待干。

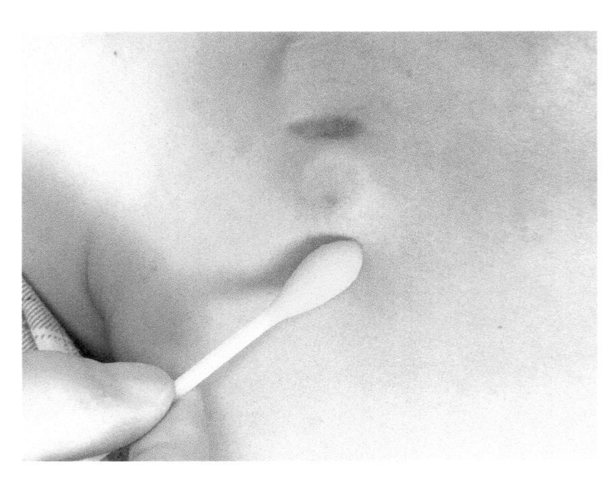

图9.4 2%葡萄糖酸氯己定乙醇溶液消毒皮肤

9.5 穿刺前无菌物品准备

遵循无菌技术操作原则将所需用物放至无菌治疗巾内备用（图9.5）；更换无菌手套，排尽无损伤针内空气（图9.6）；使用预充式导管冲洗器预冲输液接头（图9.7）。

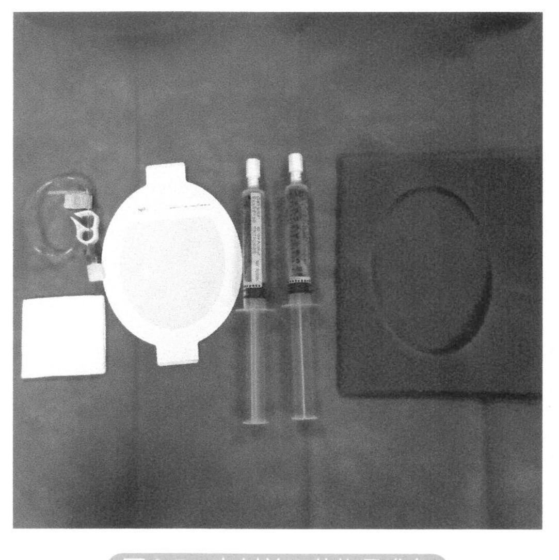

图9.5 穿刺前无菌物品准备

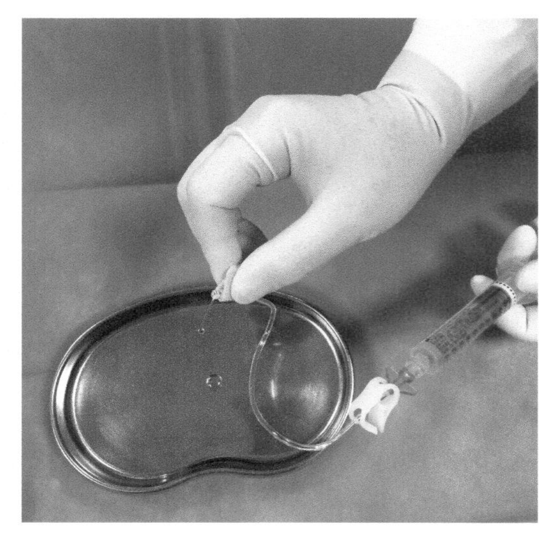

图9.6 排气

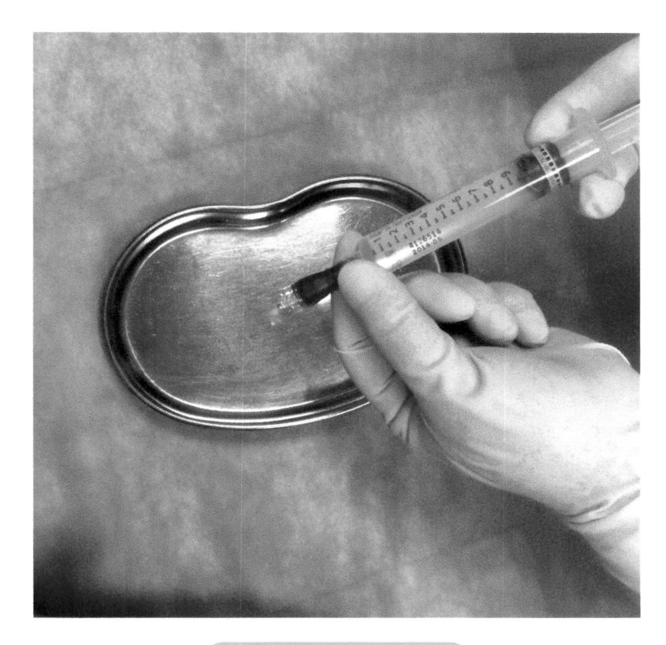

图9.7 预冲输液接头

9.6 穿刺

以穿刺点为中心覆盖孔巾，非主力手拇指、示指、中指固定输液港座（图9.8）；主力手持无损伤针自港体中心垂直刺入穿刺座，直达底部（图9.9）。

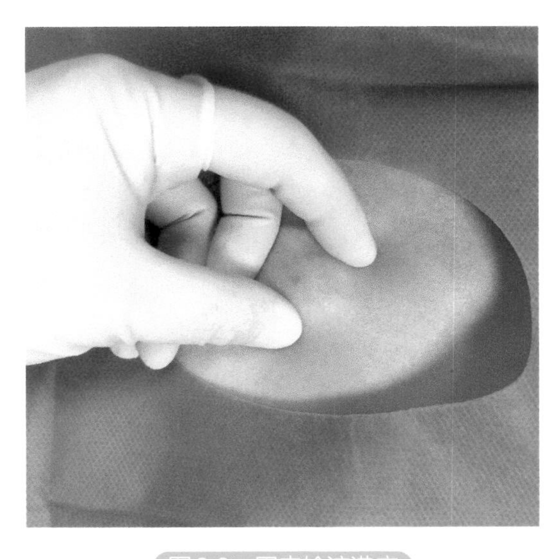

图9.8 固定输液港座

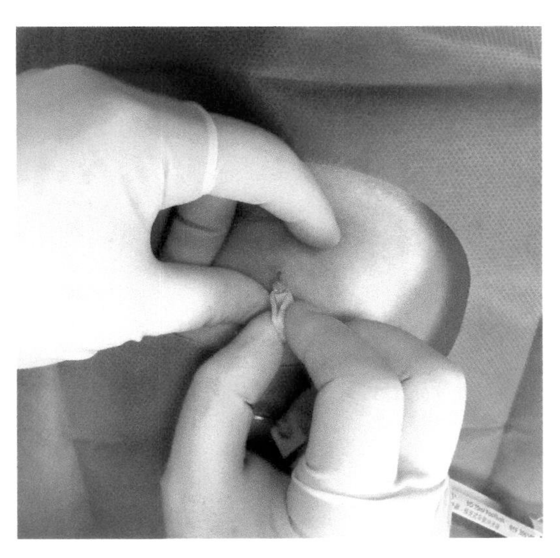

图9.9 穿刺

9.7 抽回血

抽回血确定导管在血管内，更换10mL预充式导管冲洗器脉冲式冲洗导管（图9.10）。

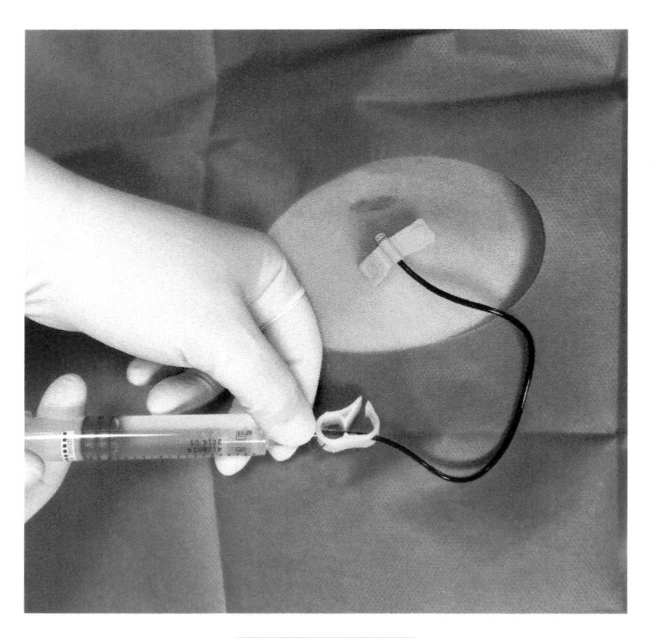

图9.10 抽回血

9.8 垫纱布

在无损伤针针翼下方垫厚度适宜的小纱布（图9.11）。

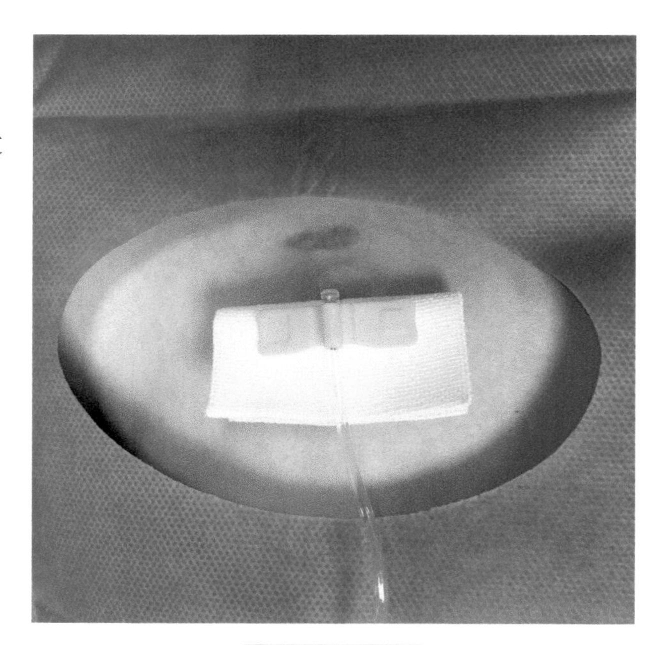

图9.11 垫纱布

9.9 固定敷料（一捏二抚三压手法）

9.9.1 粘贴无菌透明敷料

撤去孔巾，单手持透明敷料，敷料面朝下，敷料预切口朝向延长管部分，将敷料中央对准穿刺点，无张力自然垂放，达到最大无菌屏障（图9.12）。

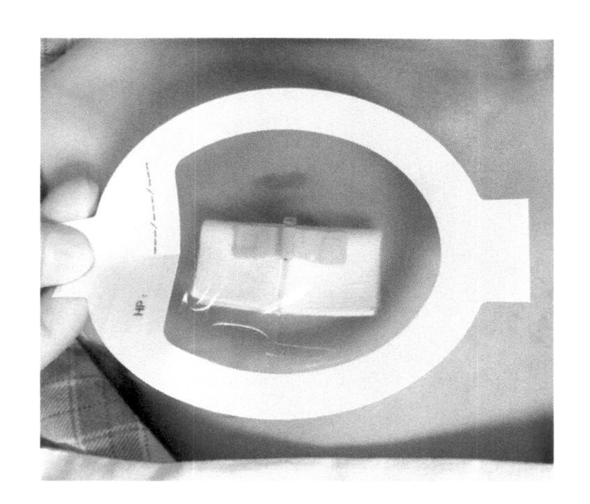

图9.12 无张力粘贴敷料

9.9.2 塑形

用拇指及示指指腹捏牢无损伤针针翼及延长管凸起部分，使无损伤针和敷料完全贴合，排除空气，避免水汽产生（图9.13）。

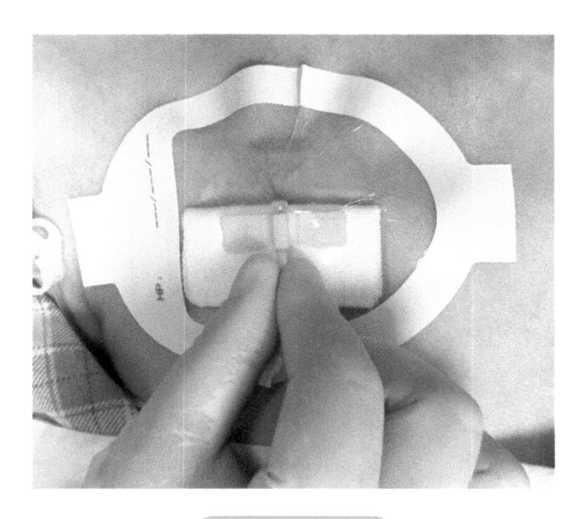

图9.13 塑形

9.9.3 抚平

用拇指抚平整片敷料边框，使敷料与皮肤充分粘合（图9.14）。

9.9.4 按压

从预切口处移除边框，同时按压透明敷料，边撕边框边按压（图9.15）。

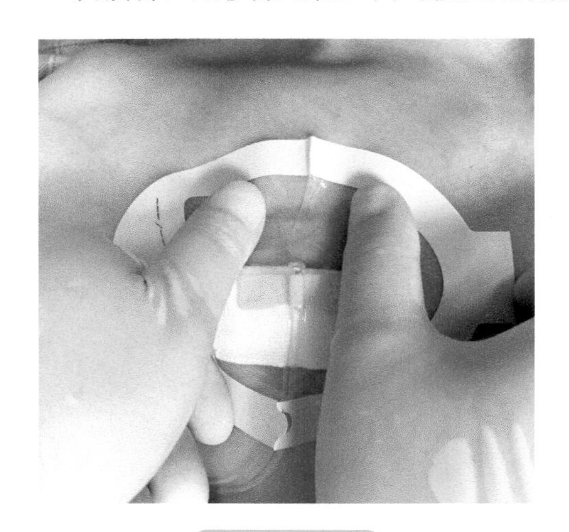

图9.14 抚平

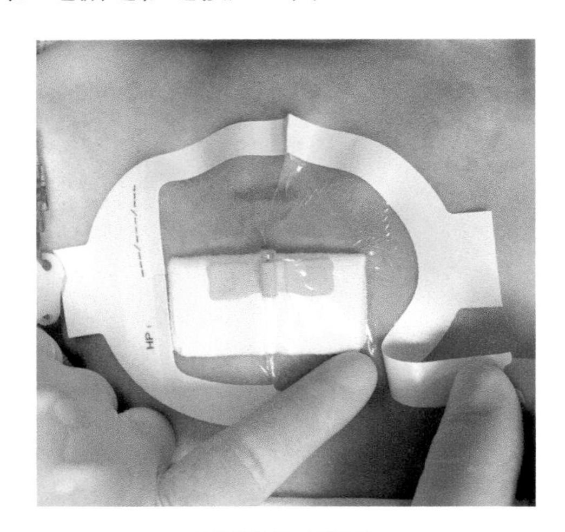

图9.15 按压

9.10 加强固定

（1）第一条胶带蝶形交叉固定延长管（图9.16）。

（2）第二条胶带在交叉处横向固定（图9.17）。

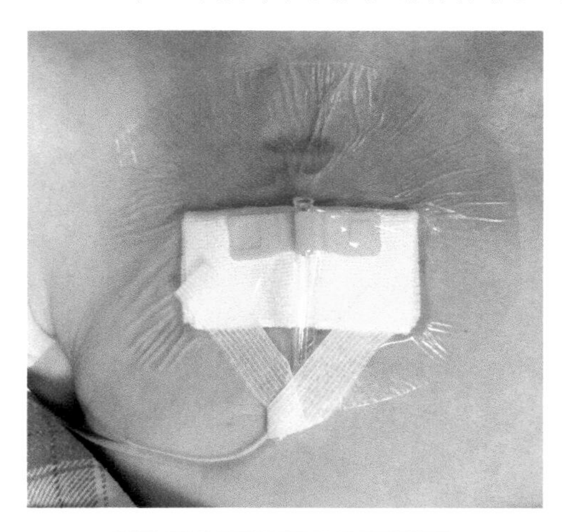

图9.16 胶带蝶形交叉固定

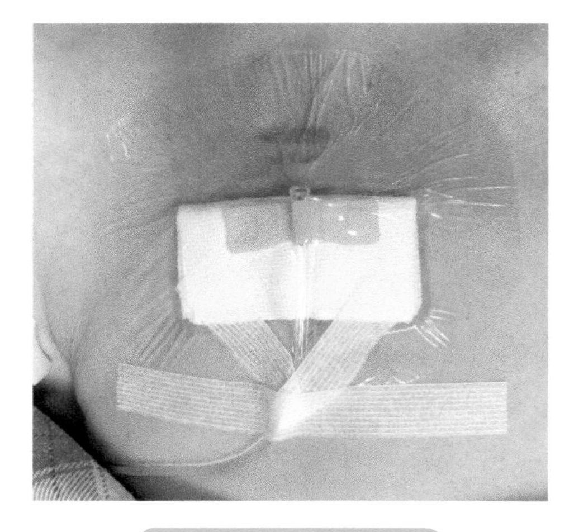

图9.17 胶带横向固定

9.11 标识

记录纸上注明年份、日期、时间及操作者姓名，粘贴时平行紧靠于第二条胶带，并覆盖在第一条胶带蝶形交叉处（图9.18）。

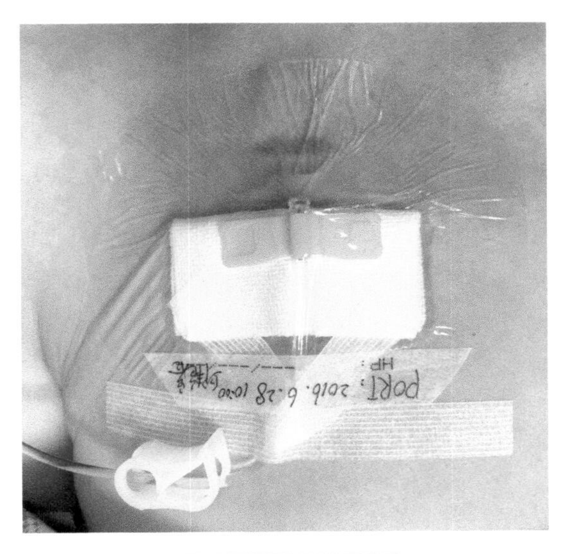

图9.18 粘贴记录纸

9.12 手卫生

整理用物，脱手套，用六步洗手法洗手，整个步骤不少于15s。

9.13 健康教育

（1）告知患者留置输液港治疗间歇期可以洗澡，日常生活不受影响。

（2）嘱患者避免剧烈牵扯穿刺侧肢体运动、避免撞击穿刺部位。

（3）嘱患者留置输液港治疗间歇期，每4周维护一次。到医院由护士冲洗导管[1]。

（4）应使用无损伤穿刺针连接输液港，嘱患者连续输液时应每7天更换一次无损伤针。

（5）嘱患者发现输液港处皮下出现红、肿、热、痛，肩颈部及同侧上肢出现浮肿、疼痛等异常情况，需及时就医检查。

---

[1] 禁止暴力冲洗导管，避免高压注射。

10 输液接头维护

10.1 用物准备

免洗手消毒液、输液接头1个、10mL预充式导管冲洗器1支[1]、一次性灭菌手套1副、75%酒精棉片1片、胶布、弯盘（图10.1）。

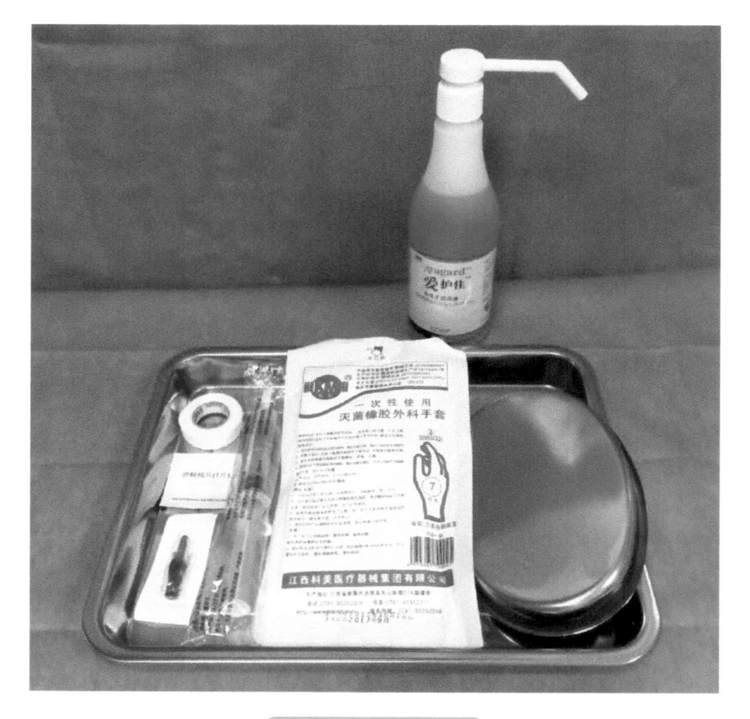

图10.1 用物准备

10.2 手卫生

执行六步洗手法，整个步骤不少于15s，戴手套。

---

❶ 无预充式导管冲洗器的可使用相应规格的注射器及冲洗液。

10.3 准备输液接头

打开包装盒，取出输液接头，使用10mL预充式导管冲洗器预冲输液接头，放入治疗巾内备用（图10.2）。

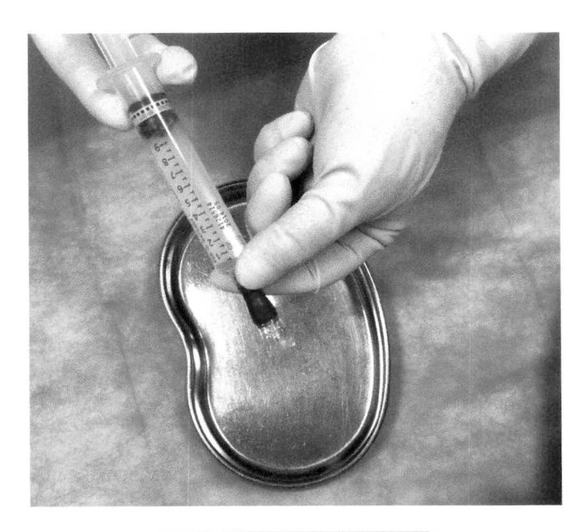

图10.2 预冲输液接头

10.4 移除旧的输液接头

如图10.3所示。

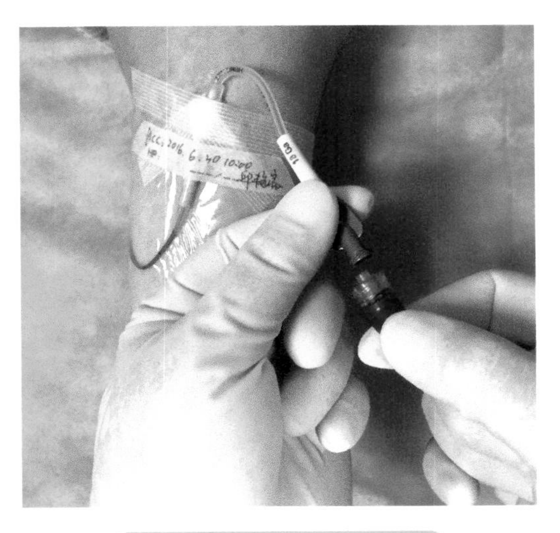

图10.3 移除旧的输液接头

10.5 消毒

使用75%酒精棉片包裹延长管连接口横切面及外围多方位用力擦拭15s（图10.4）。

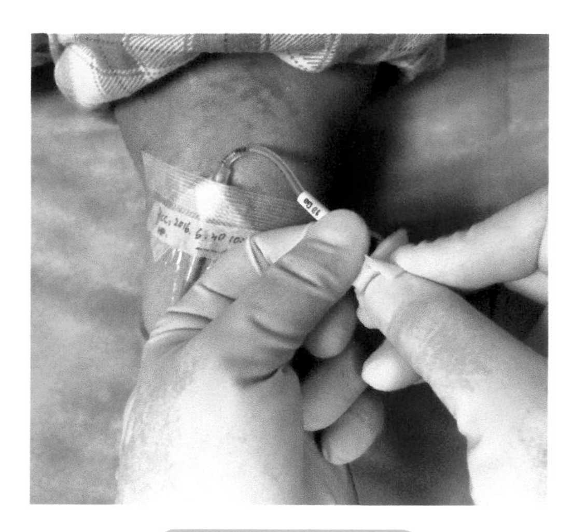

图10.4 消毒导管口

10.6 连接新的输液接头

如图10.5所示。

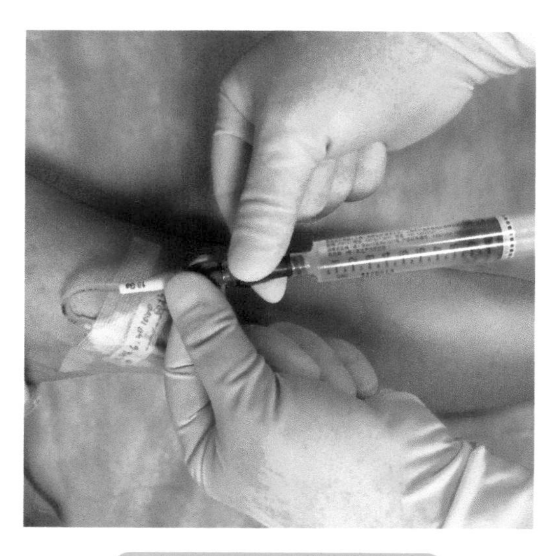

图10.5 连接新的输液接头

10.7 A-C-L导管维护

10.7.1 导管功能评估（Assess）

抽回血检测导管通畅性，并确认导管在血管内。

10.7.2 冲管（Clear）

采用脉冲式方法冲管，将导管内残留的药液、血液冲洗干净（图10.6）。

10.7.3 封管（Lock）

按照SAS❶（S表示生理盐水，A表示药物注射，S表示生理盐水）封管方式，在输液完毕或在两次间断的输液之间，使用生理盐水或肝素钠盐水正压封管，注射器内残余0.5～1mL封管液时旋下预充式导管冲洗器（图10.7）。

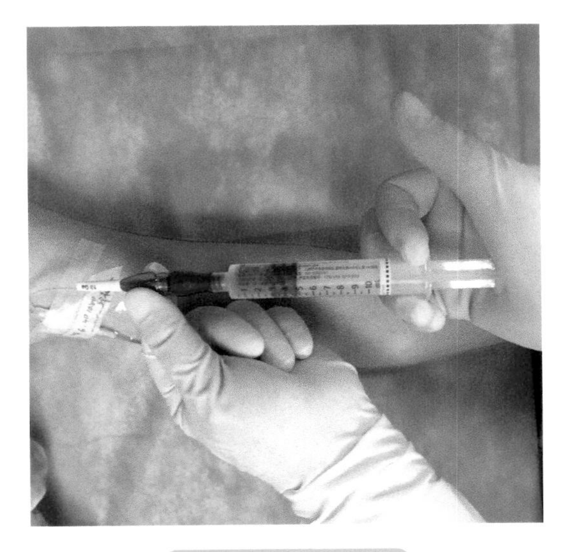

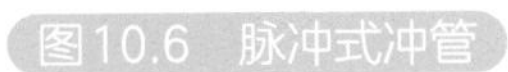

图10.6 脉冲式冲管

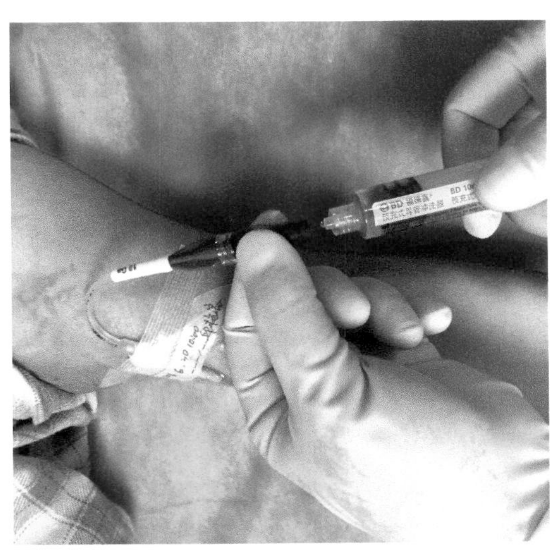

图10.7 封管

❶ 中心静脉导管（CVC、PICC、PORT等）按照SASH（S表示生理盐水，A表示药物注射，S表示生理盐水，H表示肝素盐水）等方式进行封管。肝素盐水的浓度：输液港100U/mL，PICC及CVC可用0～10U/mL。

10.8 固定延长管

用高举平抬法U形固定延长管，并与血管平行（图10.8）。

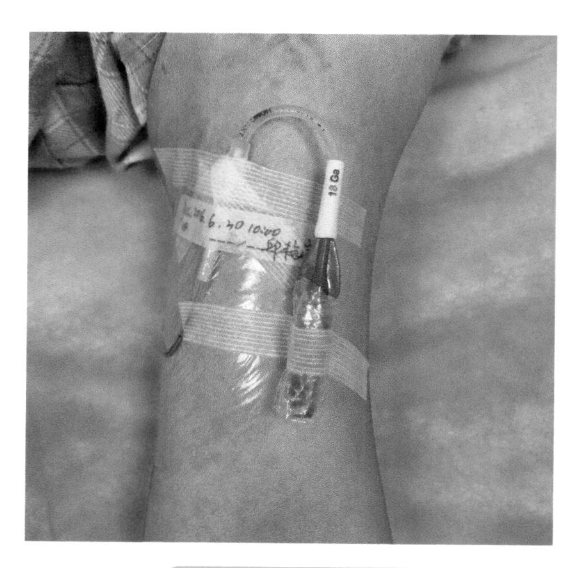

图10.8 固定延长管

10.9 手卫生

整理用物，脱手套，用六步洗手法洗手，整个步骤不少于15s。

10.10 健康教育

（1）应至少每7天更换一次PICC、CVC、PORT附加的输液接头。

（2）当输液接头内有血液残留、完整性受损或取下后，应立即更换。

11 血管通路装置相关的并发症

11.1 静脉炎

11.1.1 临床表现

静脉炎的症状和体征包括疼痛/触痛、红斑、发热、肿胀、硬化、化脓或可触及静脉条索。根据静脉炎形成的原因可分为化学性静脉炎、机械性静脉炎、细菌性静脉炎、拔管后静脉炎等。

11.1.2 风险因素

（1）化学性静脉炎可能与输注含葡萄糖＞10%或高渗（＞900mOsm/L），某些药物如氯化钾、碘胺酮、某些抗生素，输注液颗粒过大，置管时皮肤消毒剂未完全干燥致消毒剂进入血管等有关。

（2）机械性静脉炎可能与静脉壁刺激有关，如导管过大、导管移位、置入时造成的损伤或导管材料过硬等。

（3）细菌性静脉炎与在紧急情况下置入血管通路装置（VAD）以及无菌技术不到位有关。

（4）患者相关因素包括现在患感染、免疫缺陷和糖尿病；导管置入下肢（除婴儿外）和年龄≥60岁。

（5）拔管后静脉炎虽然罕见，但可以因为上述任一原因出现在导管拔除后48h内。

11.1.3 诊断标准

见表11.1。

表11.1 静脉炎的诊断标准

序号	项目
0	没有症状
1	输液部位发红伴有或不伴有疼痛
2	输液部位疼痛伴有发红和（或）水肿

续表

序号	项目
3	输液部位疼痛伴有发红和（或）水肿； 条索状物形成，可触摸到条索状的静脉
4	输液部位疼痛伴有发红和（或）水肿； 条索状物形成，可触及的静脉条索状物的长度＞2.5cm，有脓液流出

11.1.4 处理措施

在使用的外周静脉短导管、中等长度导管和PICC发生静脉炎时：

（1）确定静脉炎的病因。

（2）湿热敷　局部湿热敷，每天两次，每次15～20min。

（3）抬高肢体。

（4）必要时使用镇痛药物或其他药物干预措施（如消炎药）。

（5）可局部外用凝胶或油膏（如美清佳、喜疗妥）

① 含高渗盐水凝胶（美清佳）局部涂抹加用带黏胶层的泡沫敷料（美皮康）外敷，每天2～3次。

② 避开穿刺点，沿受损静脉方向均匀涂擦喜辽妥，轻轻按摩2～3min，每日3～4次，连续使用7～10天；湿热敷后再涂抹喜辽妥效果更佳。

（6）必要时可拔除导管

① 确定为细菌性静脉炎时应立即拔管。

② 其他原因引起的静脉炎需与临床医师共同根据患者的治疗方案、全身症状等确定导管留置的必要性。

11.2 中心血管通路装置（CAVD）堵塞

11.2.1 临床表现

（1）回抽无回血或者回血不畅。

（2）输液时滴速缓慢。

（3）无法冲洗中心血管通路装置或经中心血管通路装置输液。

（4）使用电子输液装置多次发出堵塞报警。

（5）输液部位出现渗出/外渗或肿胀/渗液。

11.2.2 风险因素

（1）输注两种有配伍禁忌的药物之间未充分冲管，导致管腔内药物结晶沉积。

（2）输注高营养液或血液制品，如高渗葡萄糖、脂肪乳、氨基酸、人体白蛋白等液体。

（3）维护不当

① 导管打折或受压致使血液反流后凝固，造成导管堵塞。

② 封管不正确，造成血液回流至导管，凝血后堵塞导管。

③ 经血管通路装置采血后未彻底冲洗导管，血液中的纤维蛋白等成分黏附在导管壁，造成堵管。

④ 血管通路装置（VAD）留置时间长，导管末端对血管内膜机械性摩擦引起损伤，形成导管周围微血栓或在导管末端形成纤维蛋白鞘堵塞导管。

（4）血液高凝状态。

（5）胸腔压力增加。

（6）导管异位或脱出。

11.2.3 处理措施

（1）检查输液系统，对外部机械原因进行处理（如导管扭曲或夹紧）。

（2）确定导管内部堵塞

① 药物性堵管：与药剂师及临床医师共同制订适当的干预措施，可根据药物性质适量地使用导管清洁剂（如酸性药物沉淀：0.1mol/L 盐酸；碱性药物沉淀：8.4%碳酸氢钠；脂肪乳：70%乙醇），并使其在导管内静置 20 ～ 60min。

② 血栓性堵管：与药剂师及临床医师共同制订适当的干预措施，可以使用溶栓剂（如 5000U/mL 尿激酶）使其在中心血管通路装置腔中静置 30min 至 2h，必要时可以重复一次。

（3）可使用负压装置去除导管内液体，使清洁剂或溶栓剂充分接触堵塞物。

（4）在冲管前抽出并冲洗分解物。

（5）如果中心血管通路装置清洗措施并未令导管恢复通畅，予以拔除导管。

11.3 中心血管通路装置（CAVD）相关的静脉血栓

11.3.1 临床表现

绝大多数的导管相关性血栓没有临床症状，且不会产生明显的症状和体征。与静脉血流有关的临床症状和体征主要包括：

（1）肢体末端、肩膀、颈部或胸部疼痛。

（2）肢体末端、肩膀、颈部或胸部水肿。

（3）肢体末端红斑。

（4）肢体末端、肩膀、颈部或胸壁上的外周静脉怒张。

（5）颈部或肢端运动困难。

11.3.2 风险因素

（1）深静脉血栓形成病史。

（2）存在导致高凝状态的慢性疾病，如癌症、糖尿病、终末期肾衰竭等。

（3）手术或外伤。

（4）危重症患者。

（5）存在已知的凝血异常基因（如凝血因子V异常、凝血酶原基因突变）。

（6）怀孕或口服避孕药人士。

（7）低龄儿童、老年人。

（8）多次置入中心血管通路装置病史，特别是置入困难或损伤性置入，或存在其他血管内置入装置（如起搏器）。

11.3.3 处理措施

（1）可疑导管相关性静脉血栓形成时应抬高患肢并制动，不应热敷、按摩、压迫。

（2）通知医生，遵医嘱对症处理。

① 使用彩色多普勒血流成像诊断上肢静脉是否出现导管相关性深静脉血栓。

② 确定导管相关性深静脉血栓形成时，根据医嘱使用治疗剂量的抗凝血药（如肝素、华法林）治疗上肢的深静脉血栓，只要中心血管通路装置仍在原处，就继续治疗。

③ 当导管处于上腔静脉与右心房的交界处，导管功能正常，有血液回流，且无感染证据，切勿拔除导管。决定是否拔除中心血管通路装置是需要考虑深静脉血栓相关症状的严重程度、是否存在全身抗凝的禁忌证和继续使用中心血管通路进行输液治疗的需求。

（3）观察置管侧肢体、肩部、颈部及胸部肿胀、疼痛、皮肤温度、颜色、出血倾向及功能活动情况。

11.4 渗出和外渗

11.4.1 临床表现

（1）穿刺部位及周围疼痛、水肿、颜色的变化（发白、发红等）、水疱形成，甚至恶化为溃疡。

（2）穿刺部位、皮下隧道及输液港皮下囊液体渗出。

11.4.2 风险因素

（1）与前臂相比，手部、肘窝和上臂置入部位风险更高。

（2）经外周静脉输入抗生素或皮质类固醇。

（3）现患感染。

（4）重复穿刺同一静脉而留置的外周静脉导管。

（5）精神状态或认知能力改变，如兴奋、混乱、镇静。

（6）与年龄相关的血管、皮肤、皮下组织改变。

（7）使血管发生变化或血液循环受损的疾病，如糖尿病、系统性红斑狼疮、周围神经病等。

（8）使用改变疼痛感觉（如麻醉药）或抑制炎症反应的药物（如类固醇）。

（9）外周静脉导管留置时间超过24h。

（10）选择穿刺的外周静脉过深或者使用的导管长度不够。

11.4.3 处理措施

（1）停止在原部位输液，观察外渗/渗出区域的皮肤颜色、温度、感觉等变化及关节活动和患者远端血运情况，并记录。

（2）回抽液体，如果回抽不到液体时，切勿冲洗导管，以免导致更多药物注入组织内。

（3）拔出外周静脉导管或植入式输液港无损伤针。

（4）用记号笔标记渗出/外渗区域，将该区域拍照，方便评估组织损伤的变化。

（5）及时通知医生，遵医嘱予对症处理。

① 当目的是将组织中的药物集中在一个部位并减少炎症反应时，应采用干冷敷法（长春生物碱和血管升压药物禁用）。

② 建议采用干热敷法来增加局部血流，并使药物扩散到组织中。

③ 对于非刺激性高渗溶液和药物，建议采用干冷敷法。

④ 对于组织中的溶液或药物，建议遵医嘱采用适当的解毒药（如血管升压药物外渗部位可使用2%硝酸甘油涂抹，有临床指征时每8h重复使用1次）。

（6）抬高患肢，促进淋巴吸收溶液/药物。

11.5 导管相关性血流感染

11.5.1 临床表现

带有血管内导管或者拔出血管内导管48h内患者出现菌血症或真菌血症，并伴有发热（体温＞38℃）、寒战或低血压等感染表现，除血管导管外没有其他明确的感染源。实验室微生物学检查显示：外周静脉血培养细菌或真菌阳性；或者从导管和外周血培养出相同种类、相同药物敏感试验（药敏）结果的致病菌。

11.5.2 风险因素

（1）低龄儿童或老年人。

（2）存在免疫功能不完善的因素，如癌症、烧伤、脾切除手术等。

（3）导管留置时间长。

（4）使用多腔导管。

（5）穿刺点感染。

（6）输注溶液污染。

11.5.3 处理措施

（1）可疑导管相关血流感染时，应立即停止输液，拔出PVC暂时保留PICC、CVC、PORT。

（2）遵医嘱从中心血管通路装置和外周静脉抽取血样，进行成对的血液培养。

（3）对拔除后的中心血管通路装置进行导管尖端培养。

（4）根据病原体的类型遵医嘱予全身性抗生素治疗。

（5）当患者出现以下情况，应该拔除中心血管通路装置，如严重的脓血症、化脓性血栓性静脉炎、抗菌治疗超过72h仍存在血流感染，金黄色葡萄球菌、铜绿假胞单菌、真菌或分枝杆菌造成的感染。

11.6 导管破裂（PICC）

11.6.1 临床表现

（1）导管破裂可分为体外导管破裂及体内导管破裂。

（2）体外导管破裂可表现为使用导管滴注或推注液体时导管断裂位置漏液。

（3）体内导管破裂多表现为使用导管滴注或推注高渗液体时，患者自觉穿刺口上方疼痛，穿刺口上方沿静脉走向可见轻微红肿，进行造影检查，可见导管体内部分在穿刺口上方有破裂。

11.6.2 处理措施

（1）体外导管破裂

① 发现导管损坏，立即夹闭或封闭导管装置（可使用夹子夹闭、反折外露导管或用敷料覆盖损坏的区域等方式），防止空气栓塞或者出血。

② 检查导管破裂部位，确认导管修剪位置。

③ 打开无菌换药包，分别使用75%酒精棉棒及2%葡萄糖酸氯己定乙醇溶液分别清洁、消毒导管及周围皮肤至少两遍，消毒范围直径≥15cm，待干。

④ 戴无菌手套，用无菌剪刀垂直剪断导管破裂部分，将导管与已排过气的备用连接器、输液接头重新连接。

⑤ 抽回血确定导管通畅，使用20mL生理盐水冲、封管。

⑥ 使用无菌敷料妥善固定导管。

⑦ X线定位，确定导管尖端位置。

（2）体内导管破裂　发现体内导管破裂，必须拔除导管，为避免导管断裂，操作时沿着与皮肤平行的方向匀速、缓慢地拔出导管，遇到阻力切忌用力拔管，应及时调整手臂位置或对静脉进行局部热敷协助拔管，导管拔出后观察导管的完整性，并对穿刺口进行24h无菌密闭处理。

11.7 穿刺点感染（PICC、CVC）

11.7.1 临床表现

穿刺点红肿、疼痛、有脓性分泌物，一般无全身明显症状。

11.7.2 风险因素

（1）置管操作时未严格执行无菌技术操作原则，置管操作欠熟练，反复穿刺。穿刺点选择不妥当（如在肘窝穿刺）。

（2）患者自身因素，如化疗后骨髓抑制，导致抵抗力降低，增加感染的风险。

（3）患者对血管通路装置（VAD）留置期间自我维护的知识和技能缺乏。

11.7.3 处理措施

（1）及时更换敷料，适当增加更换频率，建议24 ～ 48h一次。

（2）及时、彻底清除分泌物，并做分泌物培养。

（3）穿刺点局部可使用2%碘伏。

（4）如患者出现不明原因的高热、乏力、寒战等症状，应及时抽取外周静脉及中心静脉血做培养，及时拔除导管并做导管尖端培养，遵医嘱使用抗生素治疗，观察体温及局部情况。

11.8 医用黏胶接触性皮炎

11.8.1 临床表现

局部皮肤与透明敷料接触部位出现发红、瘙痒、肿痛、皮疹，甚至出现水疱、破溃等表现。

11.8.2 风险因素

（1）过敏体质。

（2）对敷贴或导管材质过敏。

（3）使用某些容易引起皮肤损伤的药物（如里葆多）。

（4）选用的敷料透气性差。

（5）气候潮湿、炎热。

（6）更换敷料时间延长或敷料潮湿未及时更换。

11.8.3 处理措施

（1）汇报医生，必要时遵医嘱使用抗过敏药物。

（2）加强换药，避免使用皮肤刺激性消毒剂（如75%乙醇溶液），使用无菌纱布敷料覆盖穿刺口、周围皮肤及外露导管，对已出现破溃的皮肤，可使用生理盐水湿敷10min。

（3）不建议使用抗生素软膏或抗过敏软膏局部用药。

（4）皮炎症状严重，治疗效果不佳者建议拔管。

12 新生儿外周静脉留置针置管

12.1 用物准备

2%的碘酊、75%的酒精、消毒棉签1包、密闭式防针刺伤型留置针（24G）1副、6cm×7cm透明敷料1片、5～10mL预充式导管冲洗器1支[1]、清洁手套1副、胶布、止血带、弯盘、免洗手消毒液（图12.1）。

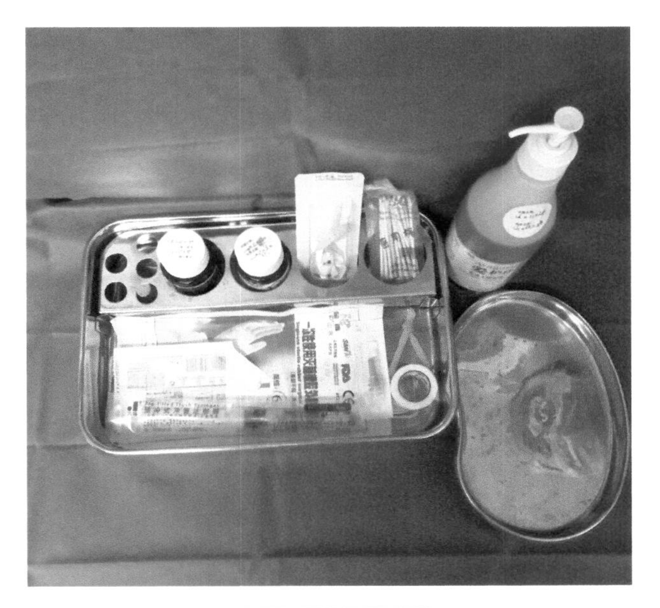

图12.1 用物准备

12.2 操作流程

12.2.1 手卫生

执行六步洗手法，整个步骤不少于15s，戴好口罩。

[1] 无预充式导管冲洗器的可使用相应规格的注射器及冲洗液。

12.2.2 核对

检查并核对用物，双人用两种以上的方法核对患儿身份信息（床号、姓名、性别、住院号）（图 12.2）。

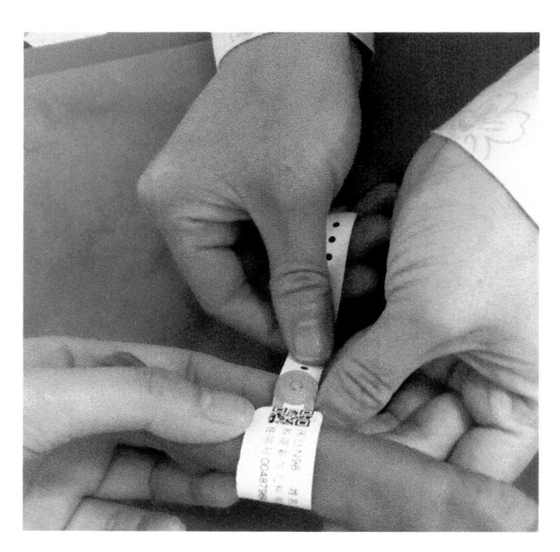

图12.2 核对

12.2.3 准备留置针

打开留置针外包装，放置在治疗盘内，备用（图 12.3）。

12.2.4 准备无菌敷料

打开无菌敷料外包装，放置在治疗盘内，备用（图 12.4）。

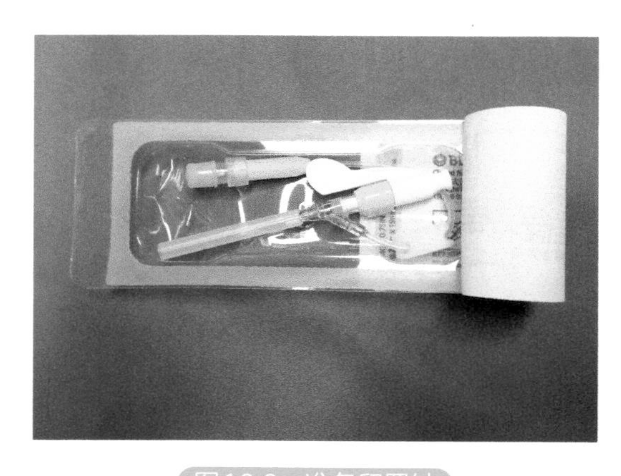

图12.3 准备留置针

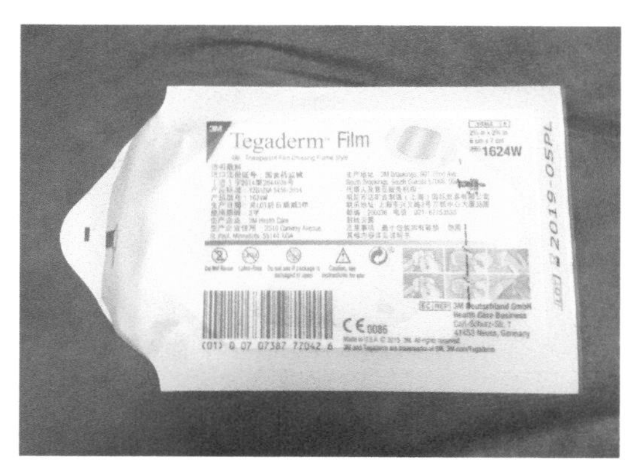

图12.4 准备无菌敷料

12.2.5 选择血管

戴清洁手套，选择穿刺静脉，首选手背静脉，避开静脉瓣、关节部位以及瘢痕、炎症、硬结等处的静脉，穿刺点上方6cm处扎止血带（图12.5）。

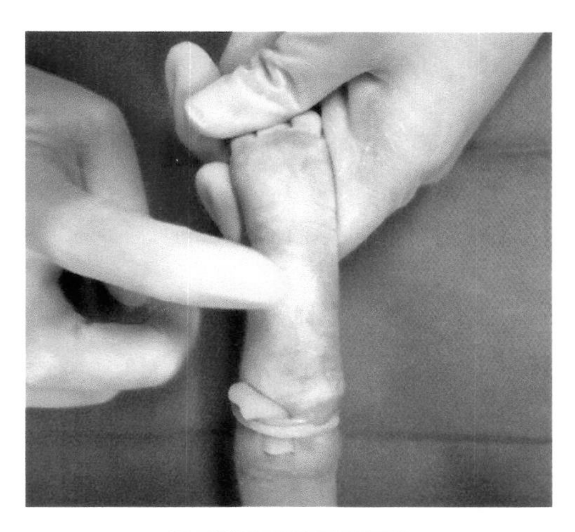

图12.5 选择血管

12.2.6 皮肤消毒

（1）2%的碘酊消毒一遍，直径≥6cm（图12.6）。

（2）75%的酒精脱碘消毒两遍（第一遍顺时针，第二遍逆时针），直径≥6cm，面积大于碘酊消毒范围，去除碘酊残留，待干（图12.7）。

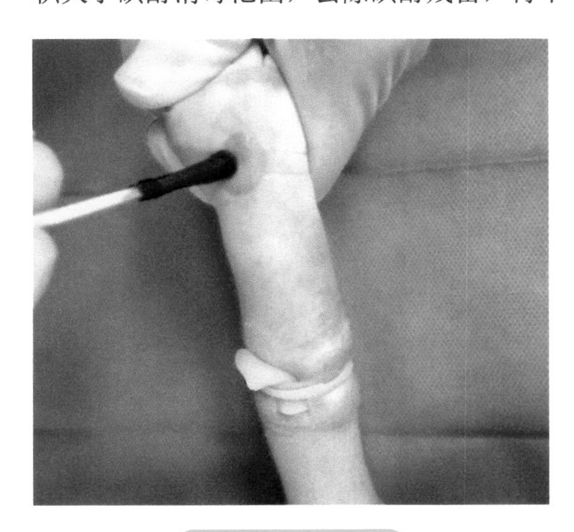

图12.6 碘酊消毒

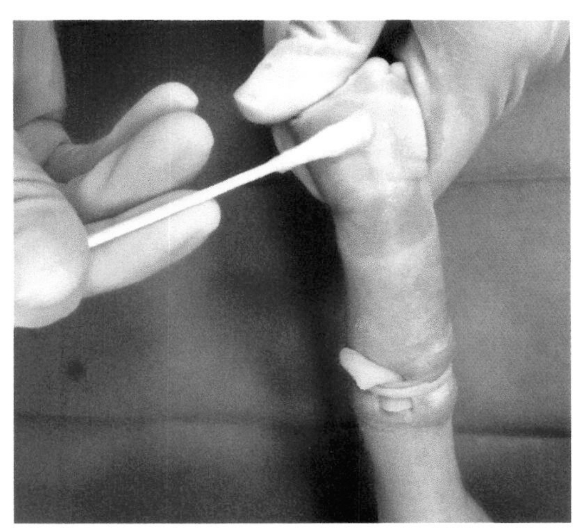

图12.7 75%的酒精脱碘消毒

12.2.7 取出留置针

取出留置针，拇指和示指持针翼部位，中指及环指持输液接头部位，勿污染肝素帽及针头部位（图 12.8）。

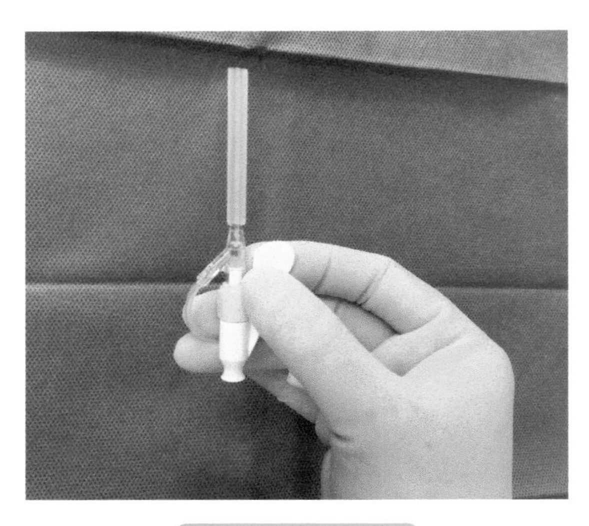

图12.8 取出留置针

12.2.8 松动针芯

左手持针座，右手持针翼部位，松动留置针芯（左右旋转）（图 12.9）。

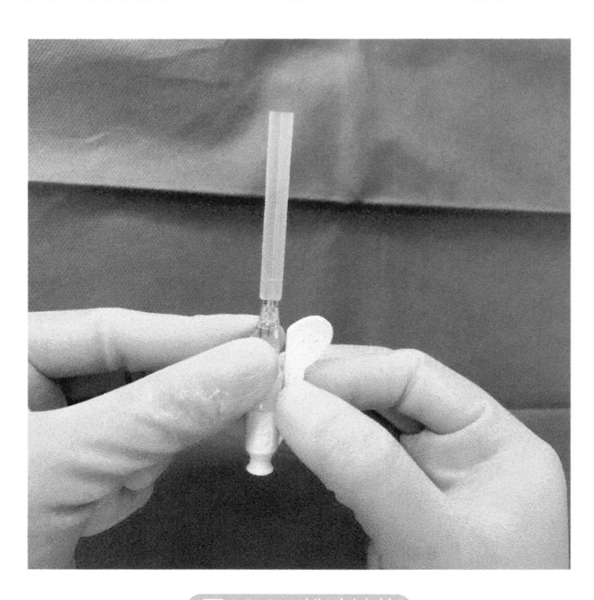

图12.9 松动针芯

12.2.9 排气

（1）连接预充式导管冲洗器，排净留置针内的空气，并检查空气是否已排尽（图12.10）。

（2）除去护针帽（图12.11）。

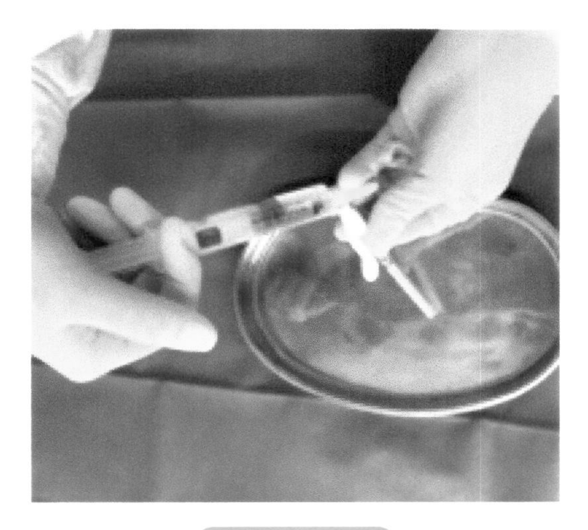

图12.10 排气

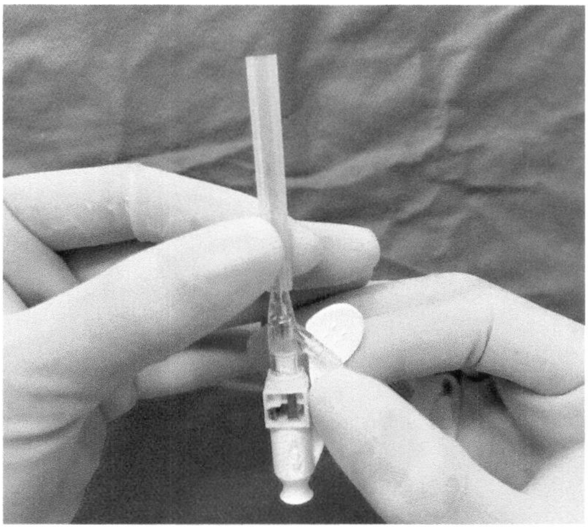

图12.11 除去护针帽

12.2.10 穿刺

（1）绷紧皮肤，留置针与皮肤呈15° ～ 30° 角，穿刺静脉（图12.12）。

（2）见回血后降低进针角度至5° ～ 10° ，再进0.2cm（图12.13）。

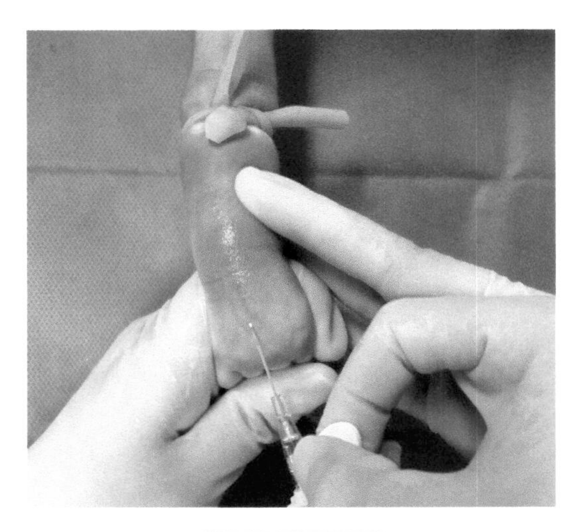

图12.12 穿刺

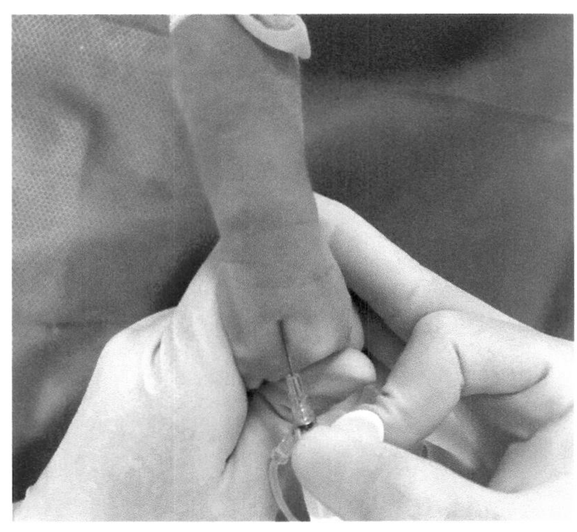

图12.13 见回血降低角度

（3）左手握住患儿穿刺侧肢体，右手将针芯向外退0.2 ～ 0.3cm（图12.14）。

（4）左手握住患儿穿刺侧肢体，右手持针座，将导管与针芯一起完全送入血管（图12.15）。

（5）左手拇指固定针座，其余四指握住患儿穿刺侧肢体，右手持针座末端退出针芯（图12.16）。

（6）松止血带（图12.17）。

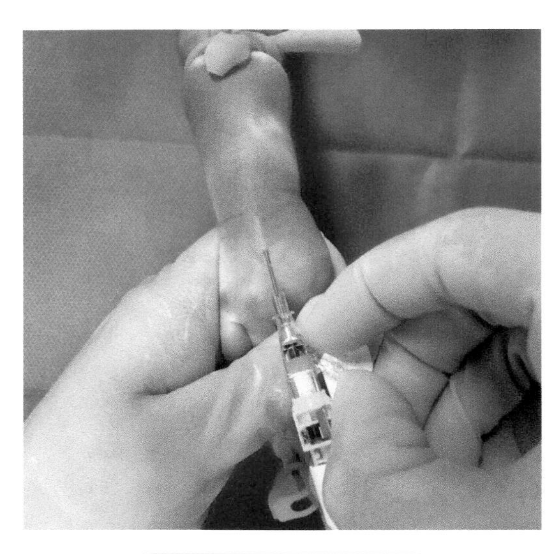

图12.14 后撤部分针芯

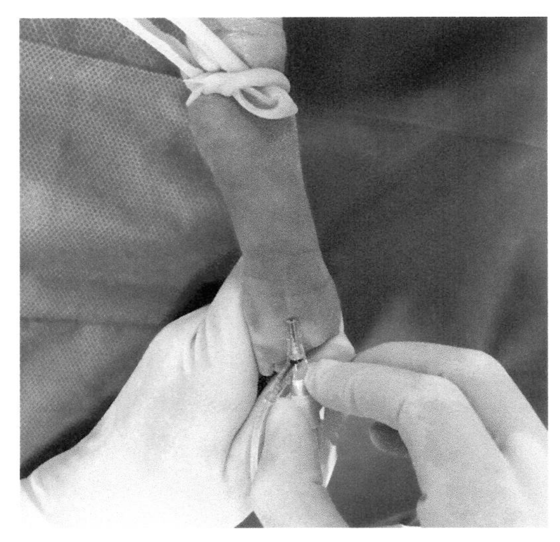

图12.15 送管

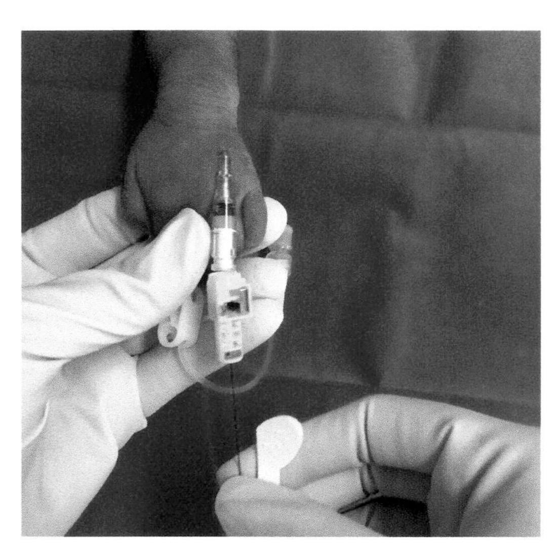

图12.16 完全撤出针芯

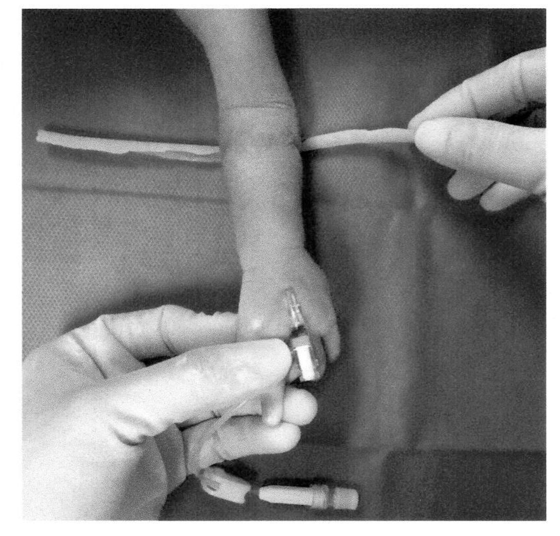

图12.17 松止血带

12.2.11 固定（一捏二抚三压手法）

（1）撕除透明敷料面离型纸，左手握住患儿穿刺侧肢体，右手持透明敷料，无张力自然垂放，透明敷料的预切口向下，敷贴中央对准穿刺点粘贴（图12.18）。

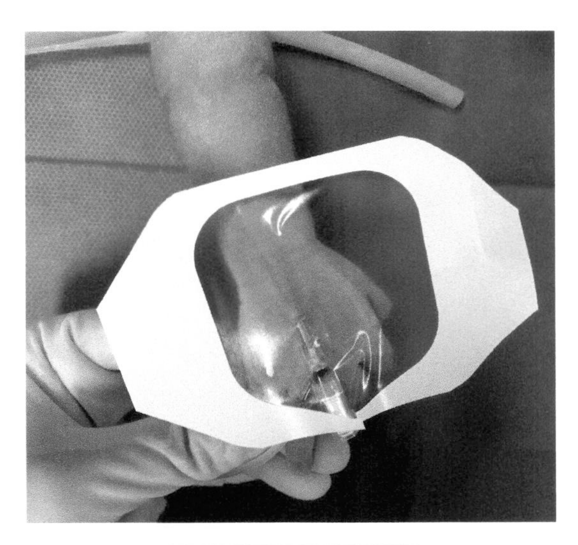

图12.18 无张力持膜

（2）塑形　用拇指及示指指腹捏导管突起部分及针座，排除空气，避免水汽产生（图12.19）。

（3）抚平　用拇指抚平整片透明敷料边框，排除敷料下空气，使透明敷料与皮肤充分粘合（图12.20）。

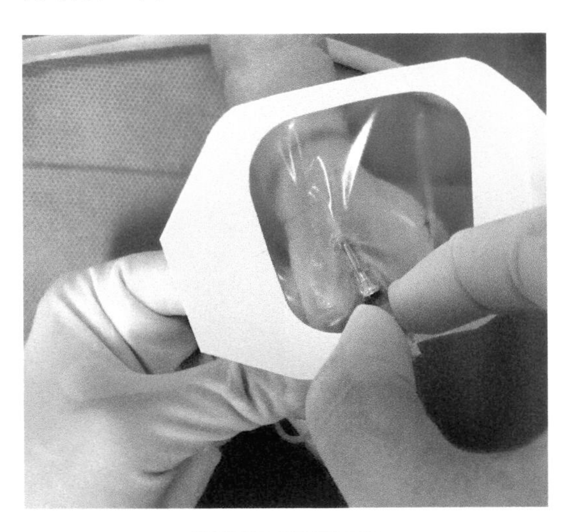

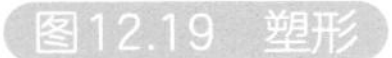

图12.19 塑形

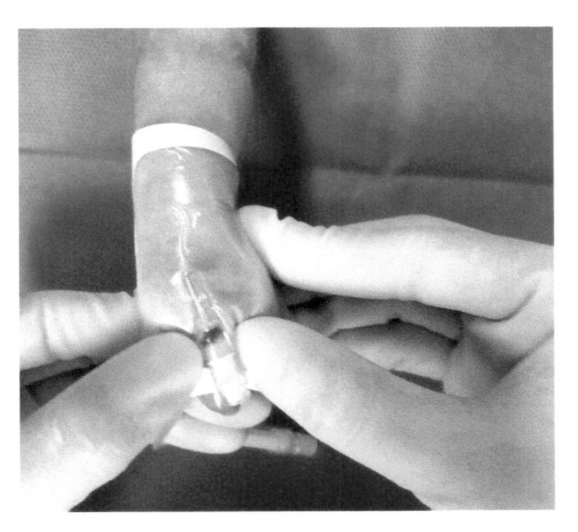

图12.20 抚平

（4）按压　从预切口处移除透明敷料边框，同时按压透明敷料，边撕边框边按压（图12.21）。

（5）第一条胶布蝶形交叉固定，并封闭针座（图12.22）。

（6）贴标识　标识上注明导管名称、置管日期、时间及操作者姓名横贴于针座尾端（图12.23）。

（7）固定延长管　延长管用高举平台法U形固定，输液接头要高于导管尖端，且与血管平行（图12.24）。

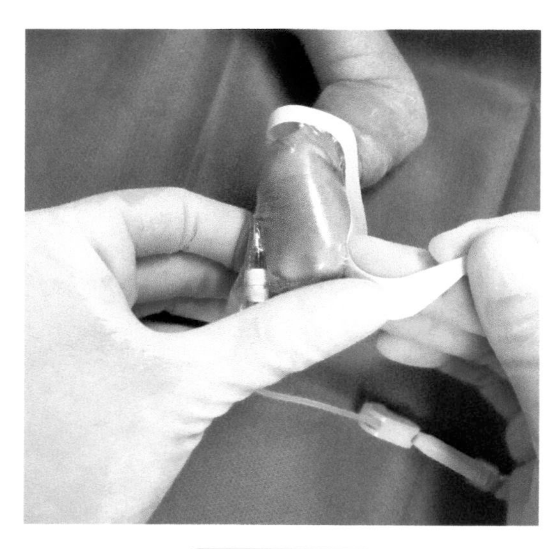

图12.21　按压

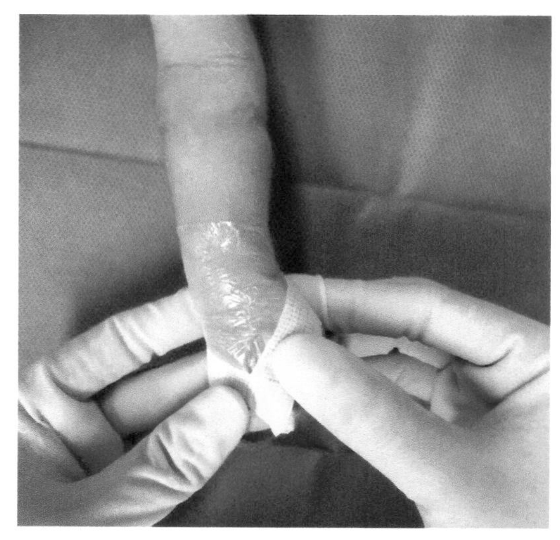

图12.22　第一条胶带固定

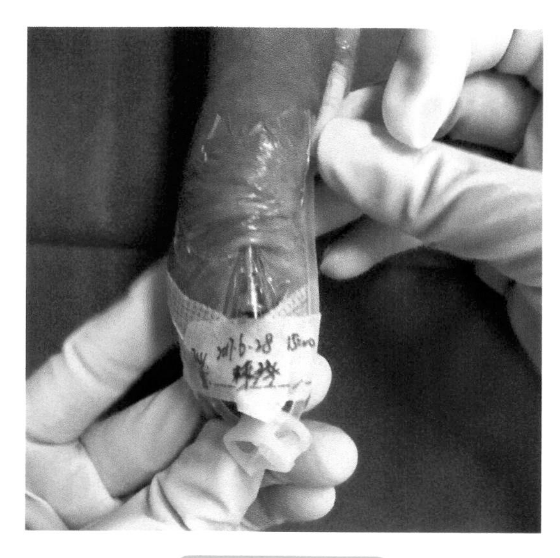

图12.23　贴标识

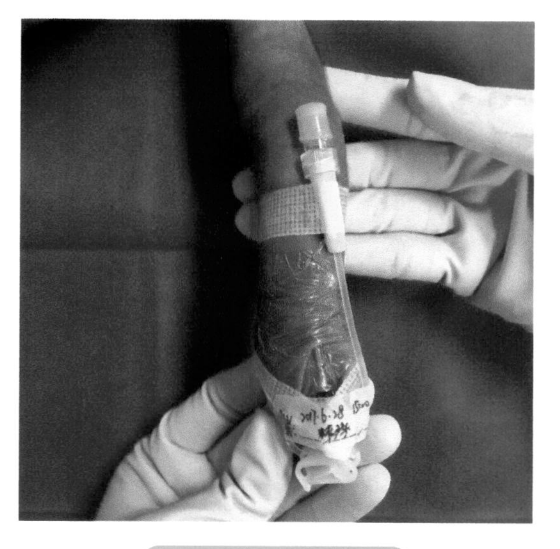

图12.24　固定延长管

12.2.12 再次核对

双人用两种以上的方法核对患儿身份信息（床号、姓名、性别、住院号）。

12.2.13 手卫生

整理用物，用六步洗手法洗手，整个步骤不少于15s。

12.2.14 健康教育

（1）与责任护士做好床旁交接班。

（2）保持患儿安静，避免哭闹引起回血堵塞血管。

（3）加强巡视，及时观察穿刺点及周围皮肤情况。若发现穿刺点红肿等异常现象，应及时处理。

（4）患儿沐浴或擦浴时需做好防水措施，保持穿刺部位的敷料干燥。

（5）若穿刺部位渗血、渗液，应及时更换敷料。

（6）透明敷料发生松动、污染、完整性受损时，应及时更换敷料。

13 新生儿外周静脉留置针维护

13.1 用物准备

免洗手消毒液、75%酒精棉片1片、5～10mL预充式导管冲洗器1支[1]、清洁手套1副、无菌手套1副、胶布、弯盘（图13.1）。

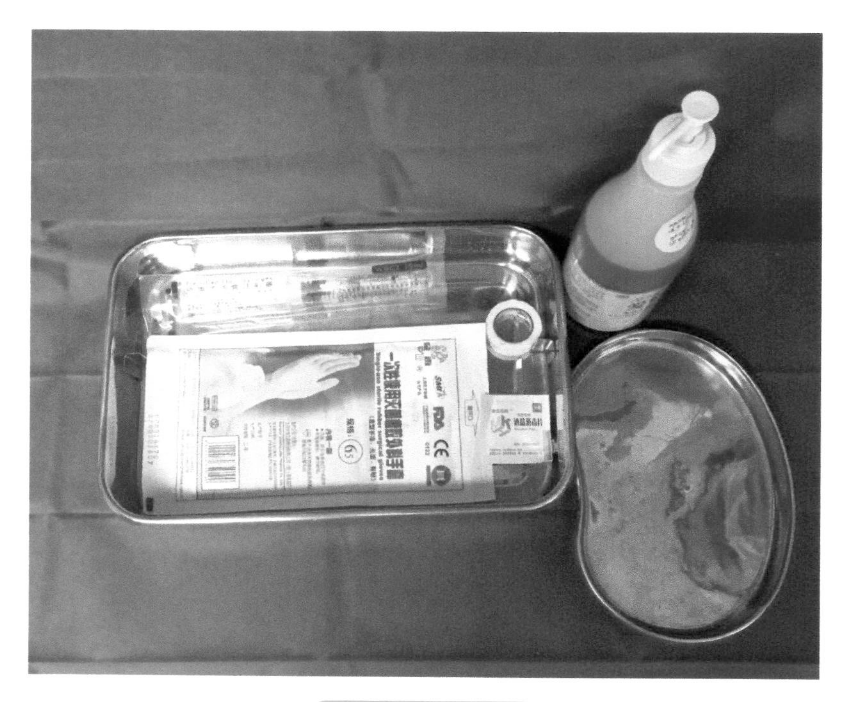

图13.1 用物准备

13.2 检查用物

核对用物的有效期及包装是否完好无破损。

[1] 无预充式导管冲洗器的可使用相应规格的注射器及冲洗液。

13.3 手卫生

执行六步洗手法，整个步骤不少于15s，戴口罩。

13.4 核对

双人用两种以上的方法核对患儿身份信息（床号、姓名、性别、住院号）。

13.5 评估

评估PVC的留置时间、穿刺点周围的皮肤、敷料及输液接头连接情况（图13.2）。

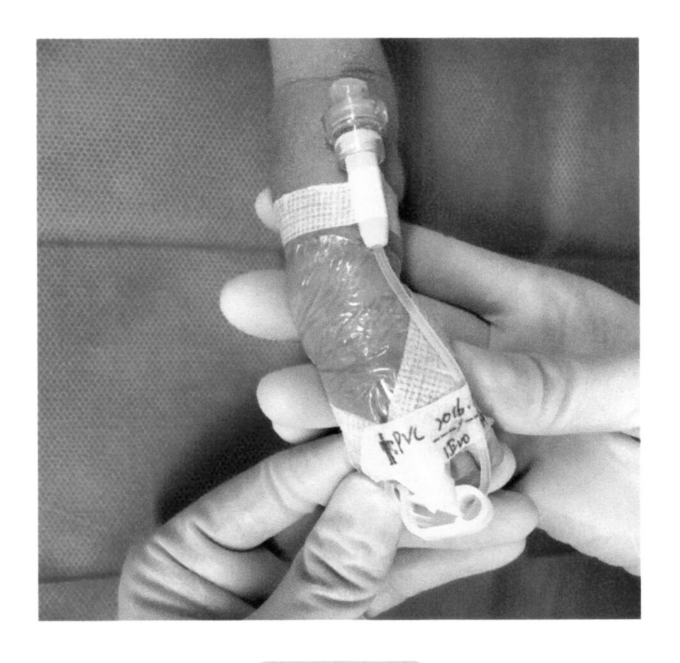

图13.2 评估

13.6 消毒输液接头

13.6.1 松开延长管，打开输液夹

如图13.3所示。

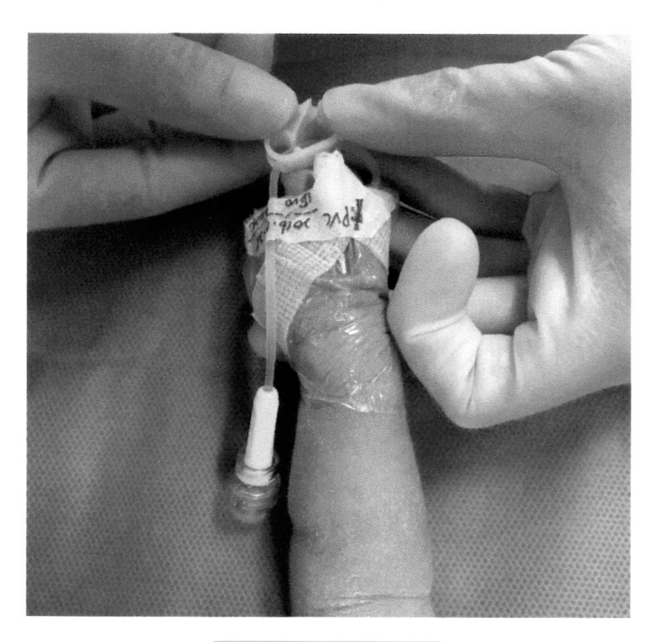

图13.3 打开输液夹

13.6.2 准备预充式导管冲洗器

（1）准备5～10mL预充式导管冲洗器，打开外包装，垂直向上释放压力（图13.4）。

（2）拧开预充式导管冲洗器的锥头帽，垂直向上排气（图13.5）。

（3）备用（图13.6）。

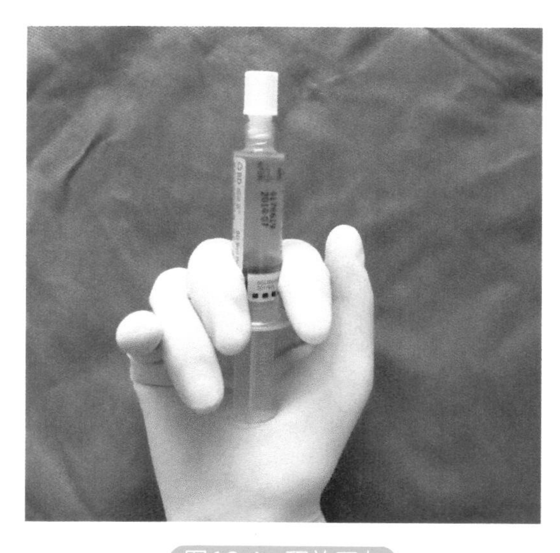

图13.4 释放压力

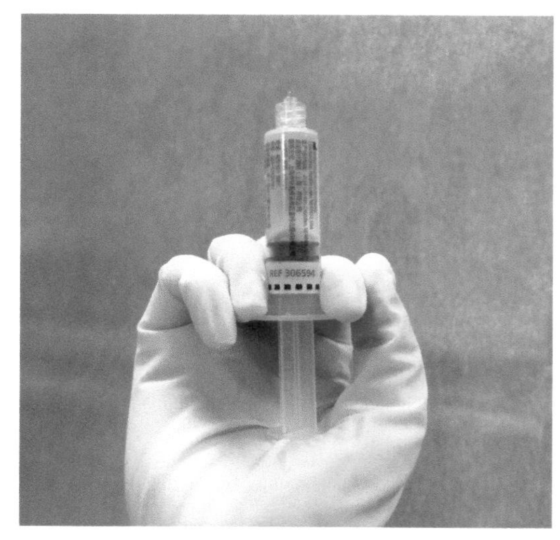

图13.5 排气

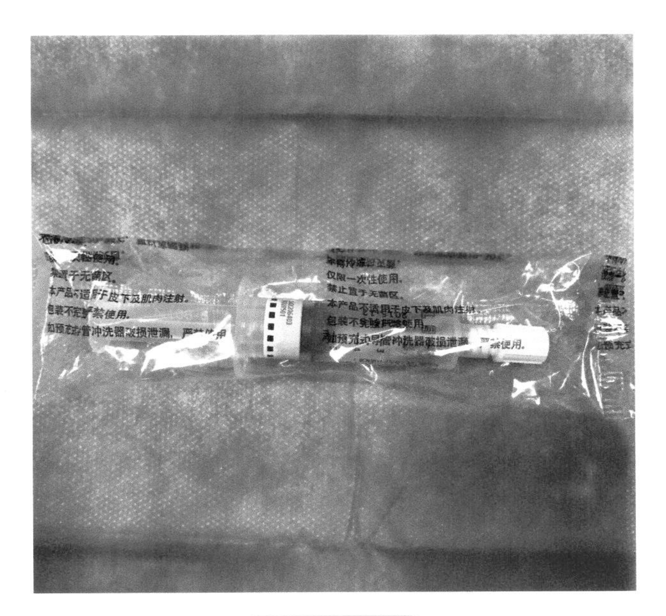

图13.6 备用

13.6.3 消毒输液接头横切面和外围部分

更换无菌手套，用75%酒精棉片包裹输液接头横切面（图13.7）及外围部分（图13.8）多方位用力擦拭15s，待干。

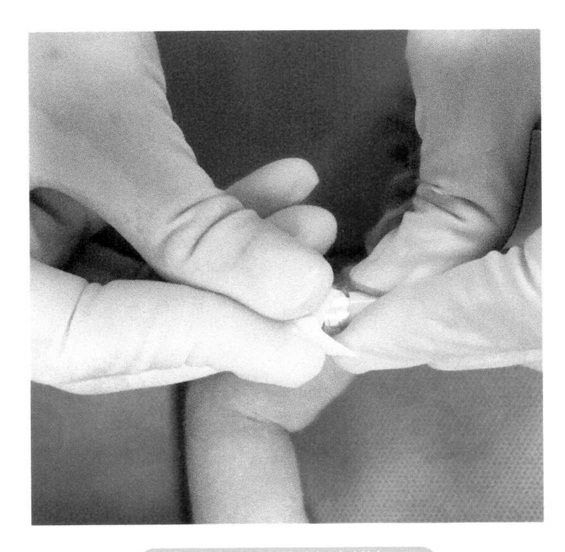

图13.7 消毒接头横切面

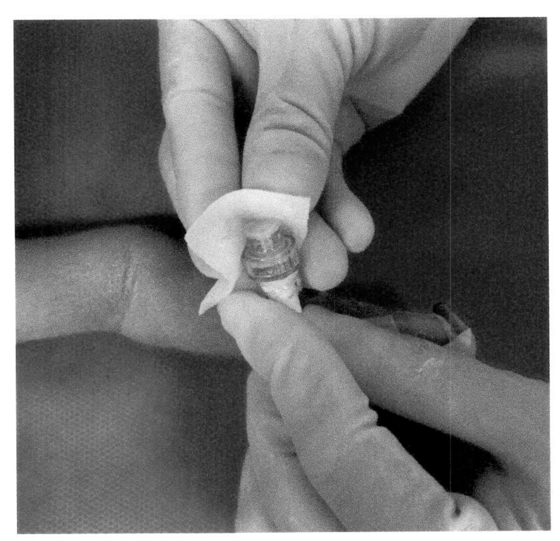

图13.8 消毒接头外围部分

13.6.4 连接输液接头

将排气后预充式导管冲洗器连接输液接头，拧紧（图13.9）。

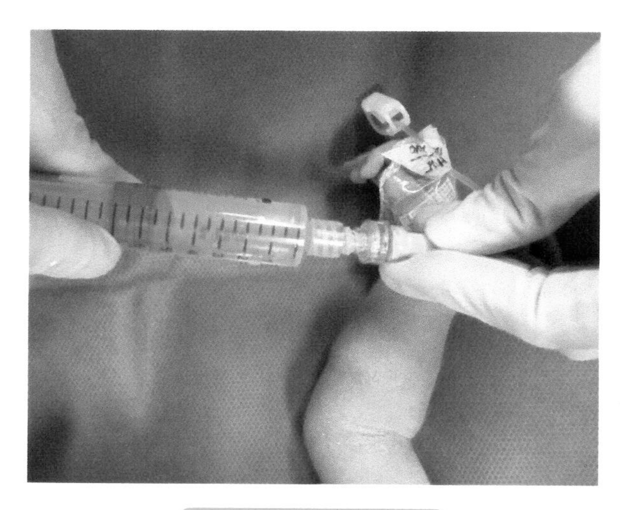

图13.9 连接输液接头

13.7 A-C-L导管维护

13.7.1 导管功能评估（Assess）

给药前，抽回血输注生理盐水检测导管的通畅性，并确认导管是否在血管内（图13.10）。

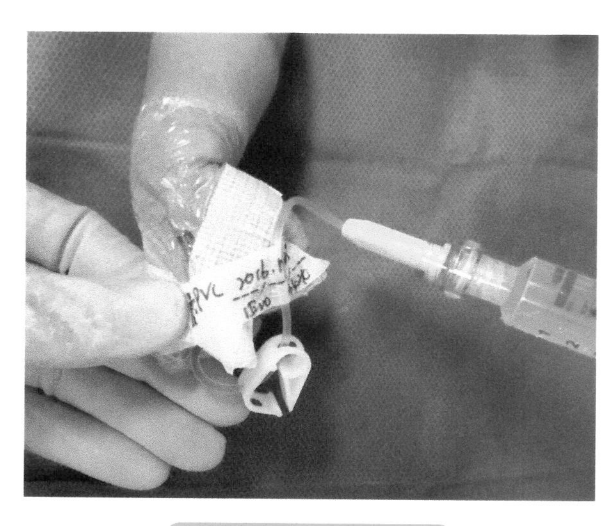

图13.10 导管功能评估

13.7.2 冲管（Clear）

每次给药前后，采用脉冲式冲管，将导管内残留的药液、血液冲入血管内（图13.11）。

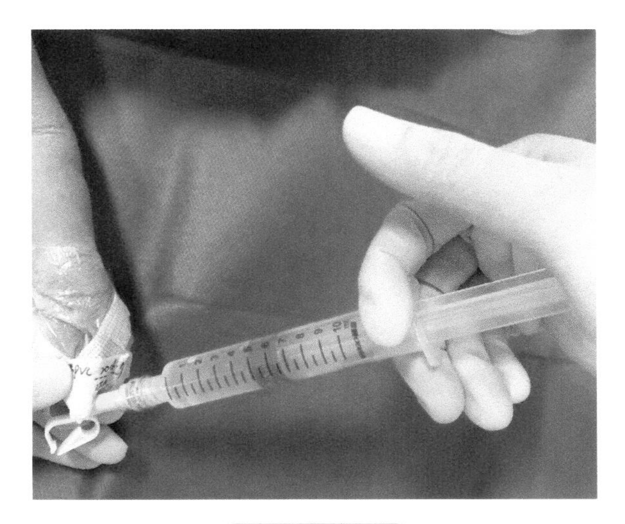

图13.11 冲管

13.7.3 封管（Lock）

按照SAS（S表示生理盐水，A表示药物，S表示生理盐水）原则，在输液结束或两次间断的输液之间，使用生理盐水正压封管，注射器内剩余0.5 ～ 1mL封管液时旋下预充式导管冲洗器（图13.12）。

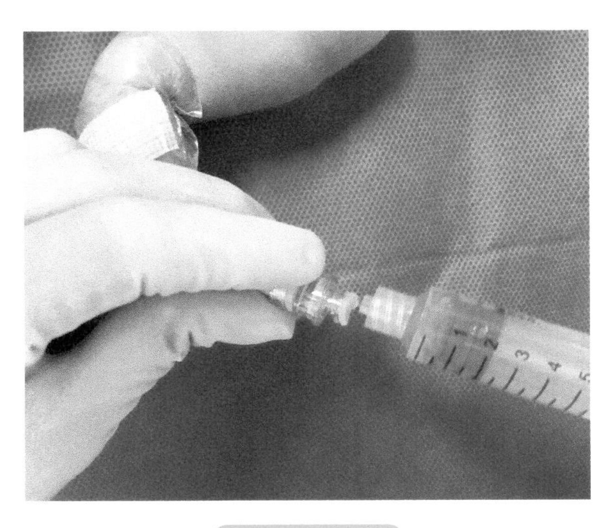

图13.12 封管

13.7.4 关闭输液夹

如图13.13所示。

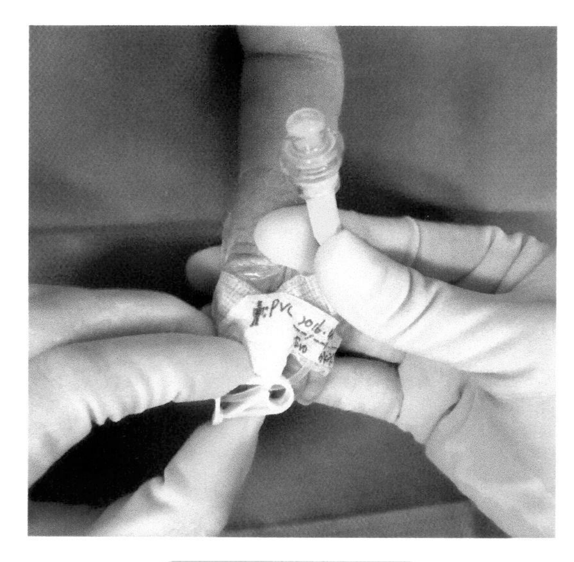

图13.13 关闭输液夹

13.8 固定延长管

延长管用高举平台法U形固定，输液接头要高于导管尖端，且与血管平行。

13.9 再次核对

双人用两种以上的方法核对患儿身份信息（床号、姓名、性别、住院号）。

13.10 手卫生

整理用物，医疗废物分类处置，脱手套，用六步洗手法洗手，整个步骤不少于15s。

13.11 健康教育

同12.2.14。

14 新生儿经外周静脉置入中心静脉导管置管（前端开口式）

14.1 置管前准备

14.1.1 签署PICC置管知情同意书

与患儿家属谈话，告知置管的方法、目的以及可能出现的并发症，取得同意后患方签署PICC知情同意书。

14.1.2 核对医嘱

PICC置管术及置管后胸部正位X线片。

14.1.3 评估患儿

评估患儿的日龄、体重、病情、治疗方案、使用药物、外周血管情况、凝血功能（血小板）等。

14.1.4 环境准备

置管操作室环境应清洁、明亮，层流病房（若非层流病房应每日早晚各使用紫外线消毒1次，每次半小时），准备辐射床、监护仪（图14.1）。

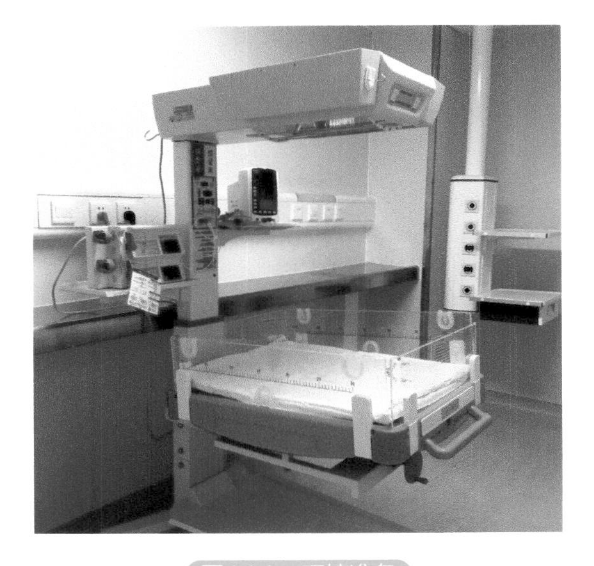

图14.1 环境准备

14.1.5 患儿准备

擦浴后更换清洁衣服、尿布。

14.1.6 操作者准备

流动水用六步洗手法洗手，戴口罩、圆帽。

14.1.7 用物准备

免洗手消毒液、无菌换药包（75%酒精棉球、0.5%碘伏棉球、无菌镊子两把）、0.9%氯化钠注射液250mL 1袋、尺子、纸、笔、10mL注射器1支、无菌手套4副、无菌手术衣2件、6cm×7cm无菌透明敷料1片、无菌棉签1包、0.9%氯化钠注射液500mL 1瓶（用于冲洗无菌手套上的滑石粉）、PICC穿刺敷料包（内含药杯2个、无菌纱布5片、托盘1个、手术垫单4片、手术洞巾1片）、PICC导管套装（PICC导管1根50cm、切割器、穿刺鞘、灭菌止血带）、PICC维护记录单（图14.2）。

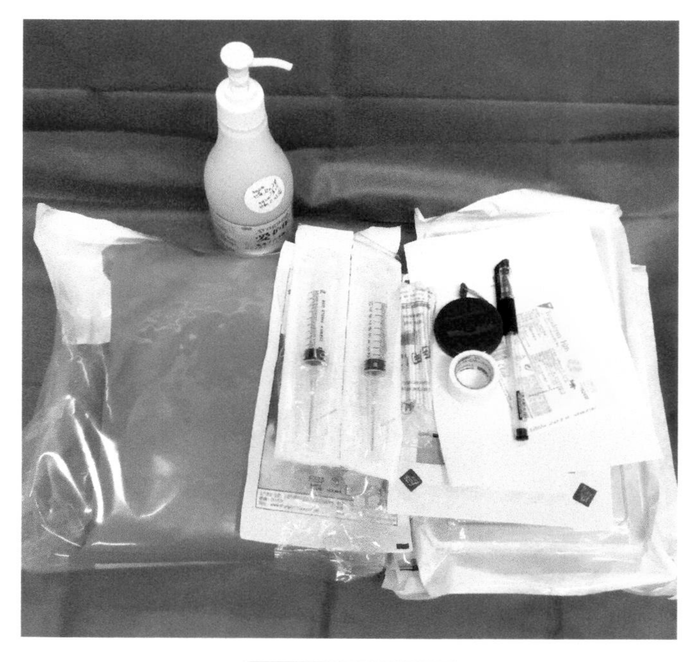

图14.2 用物准备

14.1.8 查对

查对各项无菌物品包装完好无破损，均在有效期内。

14.2 置管步骤

14.2.1 核对

（1）核对医嘱，携用物至床旁，洗手。

（2）双人用两种以上的方法核对患儿身份信息（床号、姓名、性别、住院号）。

14.2.2 体位摆放

患儿取平卧位或半卧位，充分暴露置管部位（图14.3）。

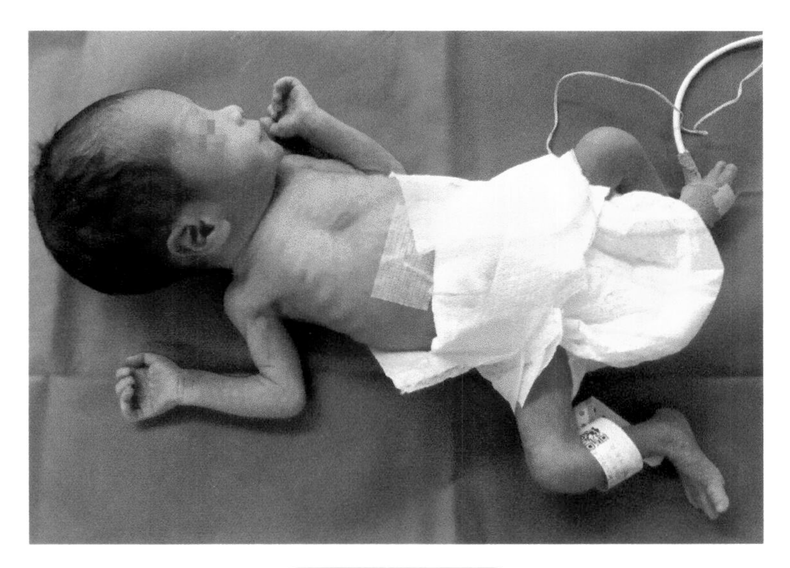

图14.3 体位摆放

14.2.3 确定置管静脉

首选贵要静脉，其次为肘正中静脉、头静脉、腋静脉、颞浅静脉等（图14.4）。

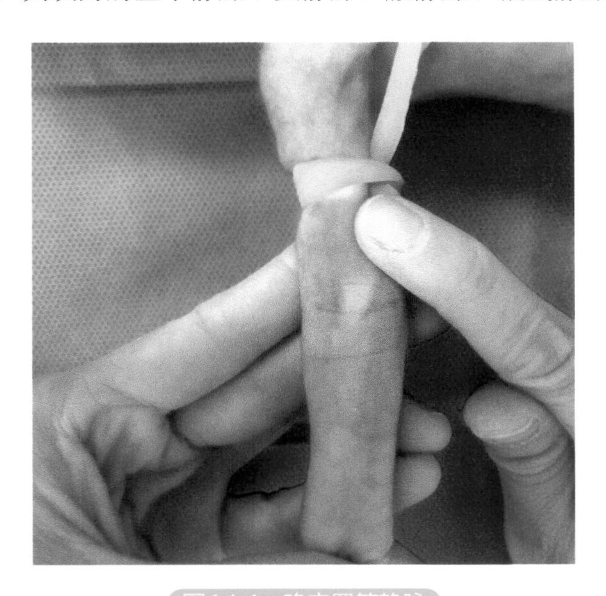

图14.4 确定置管静脉

14.2.4 测量

（1）测量导管置入长度　上臂外展与躯干呈90°角，测量长度为从预穿刺点至右胸锁关节再向下反折至第三前肋间隙距离减去1～2cm，或从预穿刺点至右胸锁关节再加0.5～1cm，并记录（图14.5）。

（2）测量臂围　分别测量双侧上臂中段臂围，并记录（图14.6）。

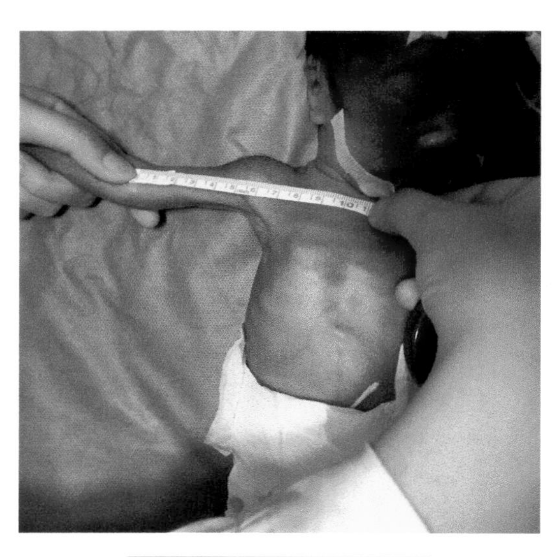

图14.5　测量导管置入长度

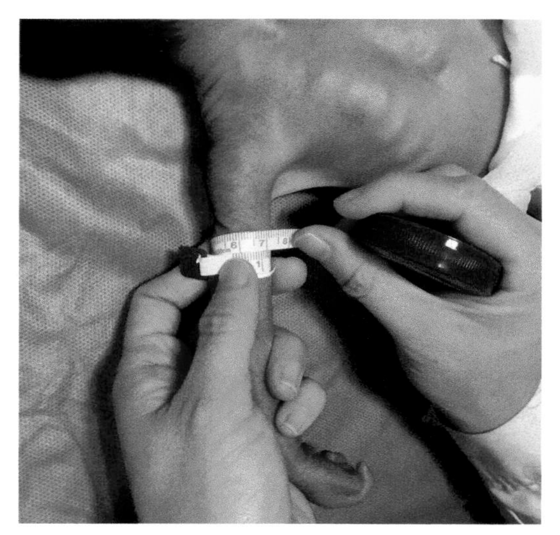

图14.6　测量臂围

14.2.5 建立无菌区

（1）操作者使用免洗手消毒液消毒双手，再次核对无菌敷料包及换药包的有效期及有无破损、潮湿、漏气等情况。

（2）打开换药包及无菌敷料包，戴无菌手套。

（3）消毒皮肤　取治疗巾铺于患儿穿刺侧肢体下，助手协助固定患儿手臂，如图14.7所示，用75%酒精棉球以穿刺点为中心进行消毒3遍（顺时针一遍，逆时针一遍，顺时针再一遍），消毒范围上至腋下和穿刺侧锁骨中线以内，下至整臂（包括手掌、手背和手指），待干。

（4）用0.5%碘伏棉球以穿刺点为中心进行消毒3遍（顺时针一遍，逆时针一遍，顺时针再一遍），如图14.8所示，消毒范围上至腋下和穿刺侧锁骨中线以内，下至整臂（包括手掌、手背和手指），待干。

（5）脱手套，使用免洗手消毒液消毒双手，穿无菌手术衣，更换另一副无菌手套，助手协助用生理盐水冲洗无菌手套上的滑石粉（图14.9）。

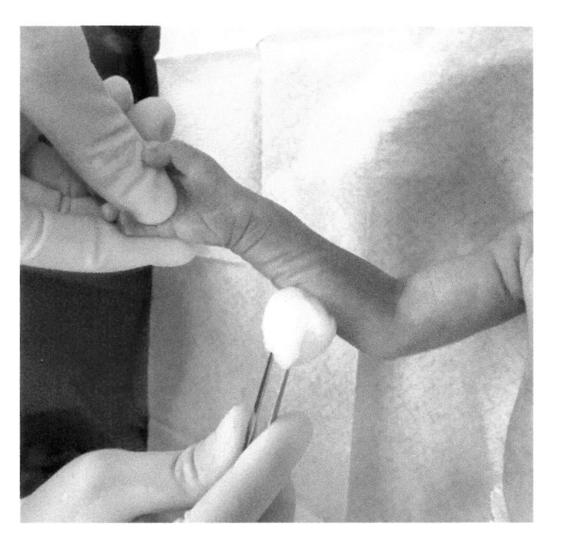

图14.7 75%酒精棉球消毒

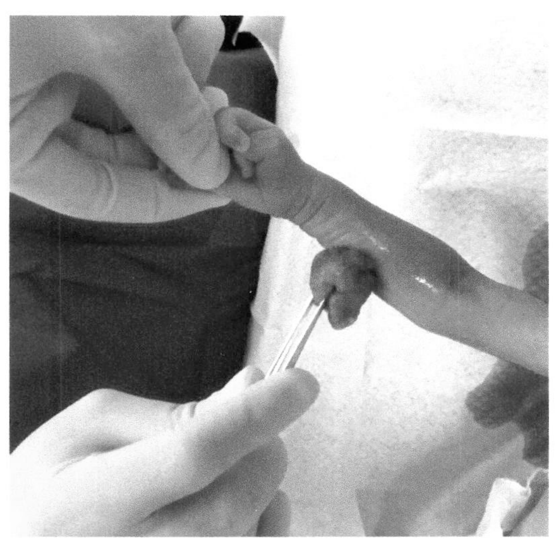

图14.8 0.5%碘伏棉球消毒

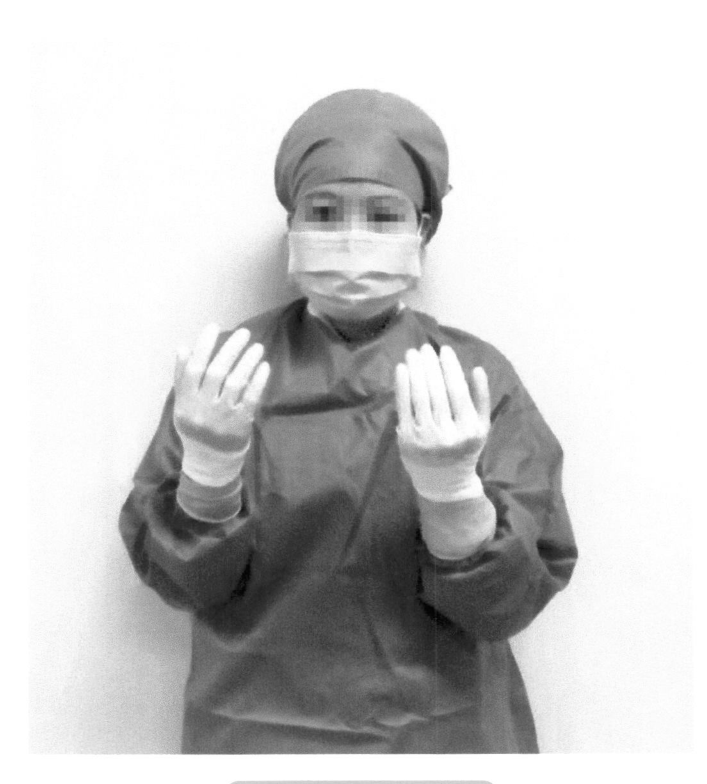

图14.9 穿无菌手术衣

（6）最大化无菌区域　铺无菌巾覆盖患儿；铺手术洞巾，暴露穿刺侧肢体（图14.10）。

（7）助手投递无菌物品　助手按无菌操作原则将所需无菌用物投入无菌区域内（图14.11）。

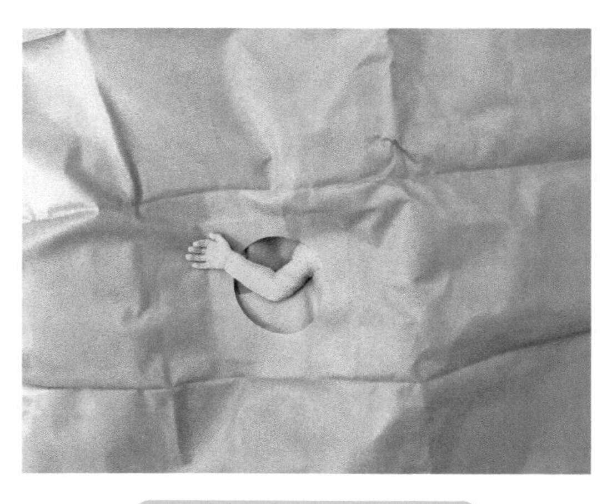

图14.10　最大化无菌区域

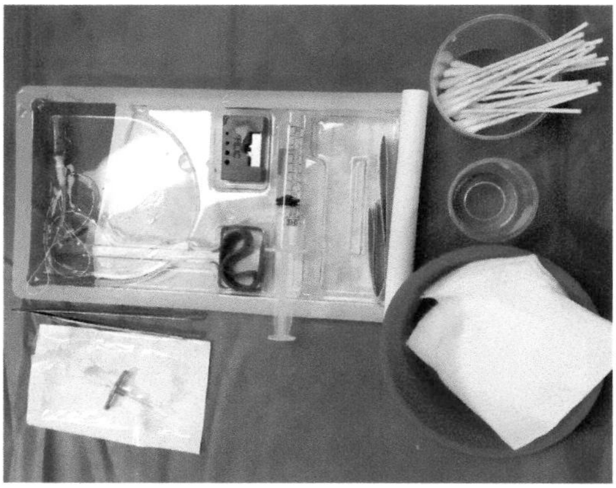

图14.11　助手投递无菌物品

14.2.6　助手准备

助手穿无菌手术衣，戴无菌手套。

14.2.7　导管准备

检查导管的完整性，预冲PICC导管（图14.12）。

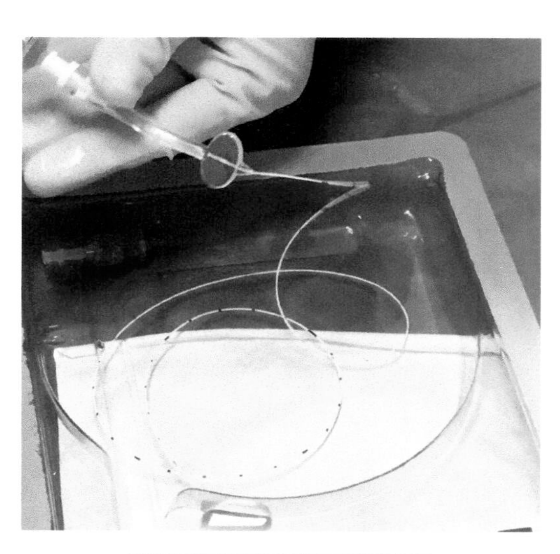

图14.12　预冲PICC导管

14.2.8　剪切导管

按测量的结果剪切PICC导管（图14.13）。

14.2.9　预冲输液接头

如图14.14所示。

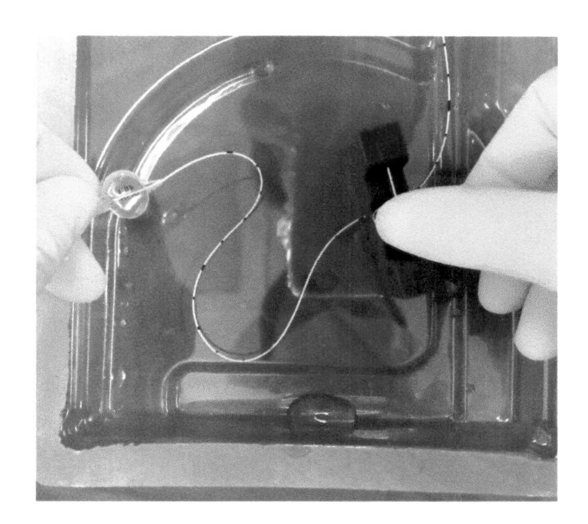

图14.13　剪切PICC导管

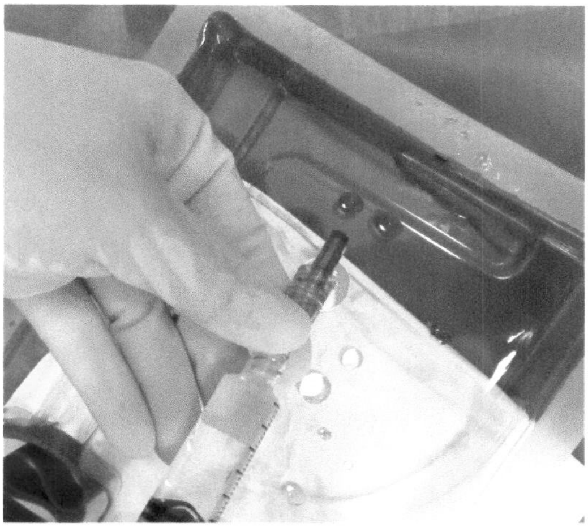

图14.14　预冲输液接头

14.2.10　连接输液接头

将输液接头与剪切好的导管连接，并用生理盐水浸润导管外部，备用（图14.15）。

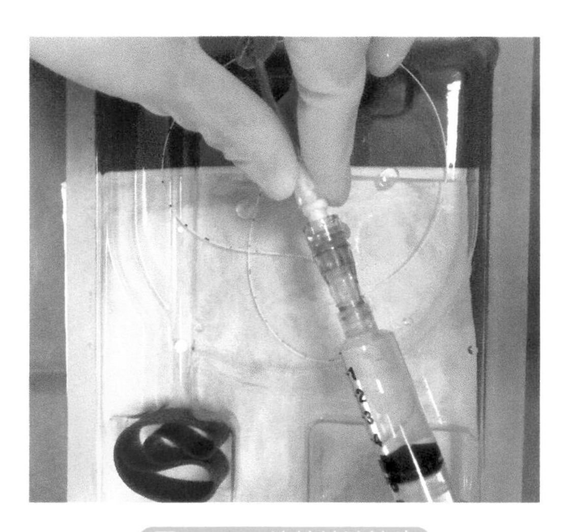

图14.15　连接输液接头

14.2.11　充盈静脉

扎无菌止血带（图14.16）。

14.2.12　松动穿刺鞘

如图14.17所示。

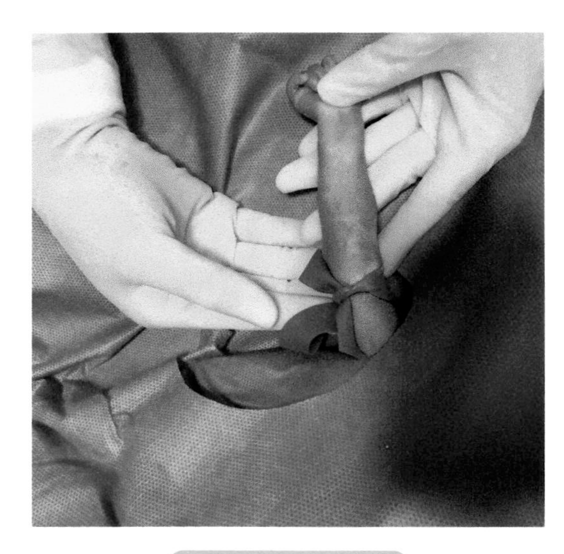

图14.16　扎止血带

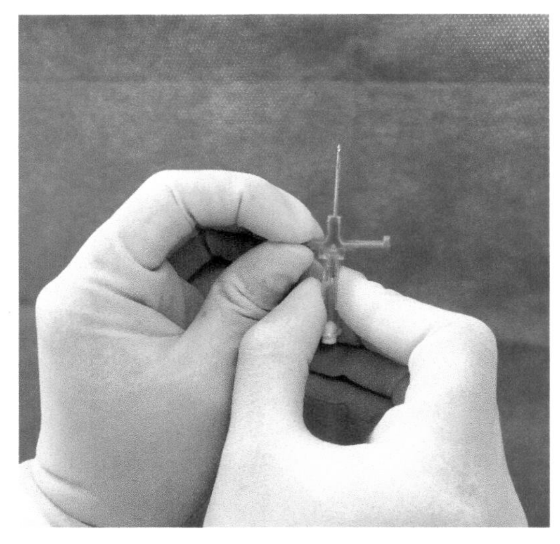

图14.17　松动穿刺鞘

14.2.13　静脉穿刺

（1）静脉穿刺，送入导入鞘　绷紧皮肤，以15°～30°角穿刺，见回血后降低角度再进针0.5cm（图14.18）。

（2）送入穿刺鞘　放置纱布在穿刺鞘下，退出针芯，将导入鞘送入血管，中指按压导入鞘上方血管，拇指堵住鞘口，防止空气进入体内，松止血带（图14.19）。

（3）送入导管　助手协助固定患儿肢体，操作者一手固定导入鞘，另一手缓慢、匀速地置入PICC导管，当导管送入至患儿肩部水平时，嘱助手将患儿下颌贴紧穿刺侧肩部（防止导管误入颈内静脉），继续送入导管（图14.20）。

（4）撤出导入鞘

① 送导管至预定的长度后，抽回血（图14.21）。

② 见回血后冲洗导管，脉冲式冲封管（图14.22）。

③ 撤出穿刺鞘并撕裂，助手轻按穿刺点止血（图14.23）。

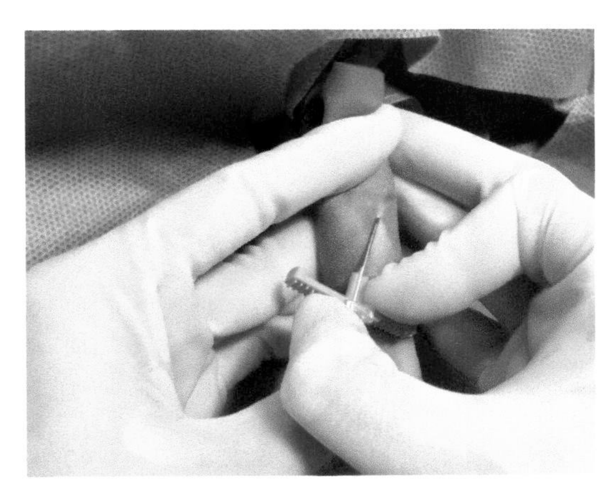

图14.18 静脉穿刺

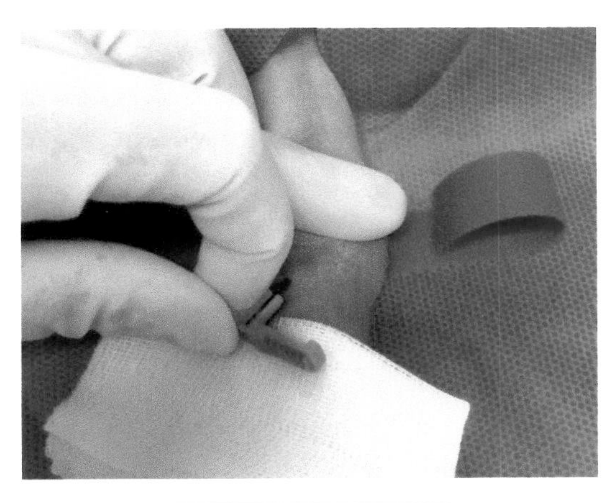

图14.19 送入穿刺鞘

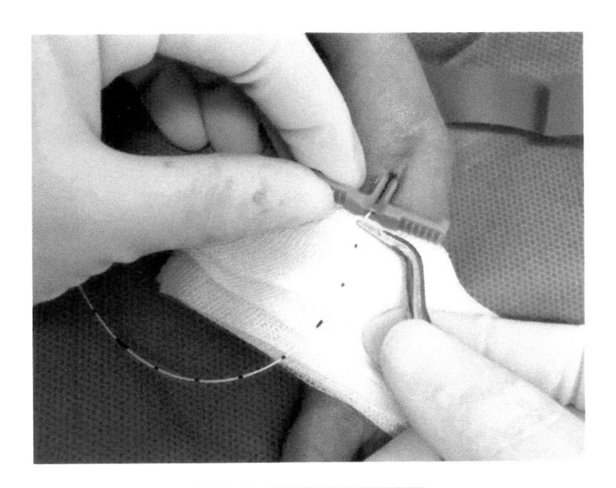

图14.20 送入导管

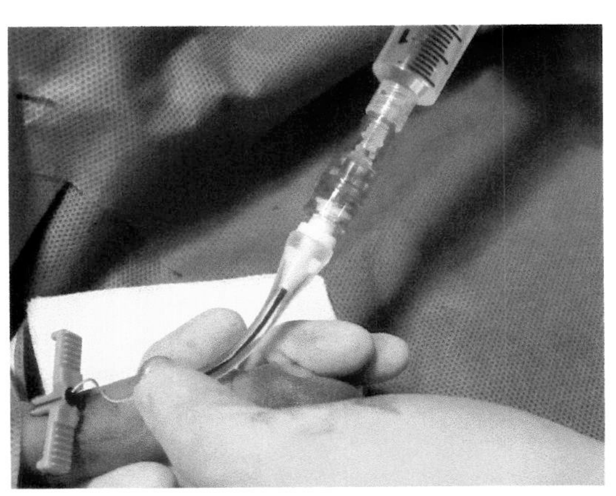

图14.21 抽回血

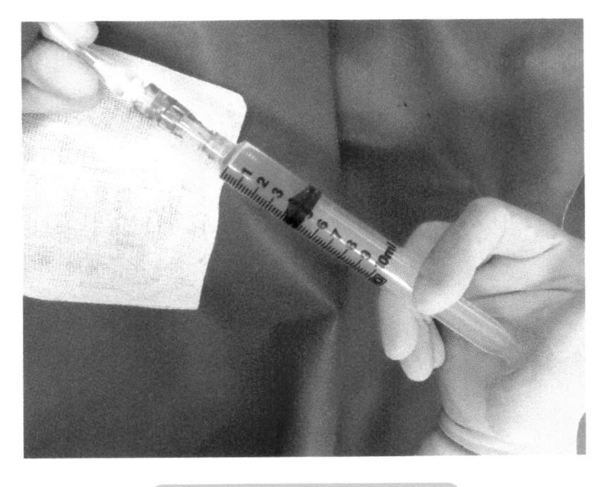

图14.22 脉冲式冲封管

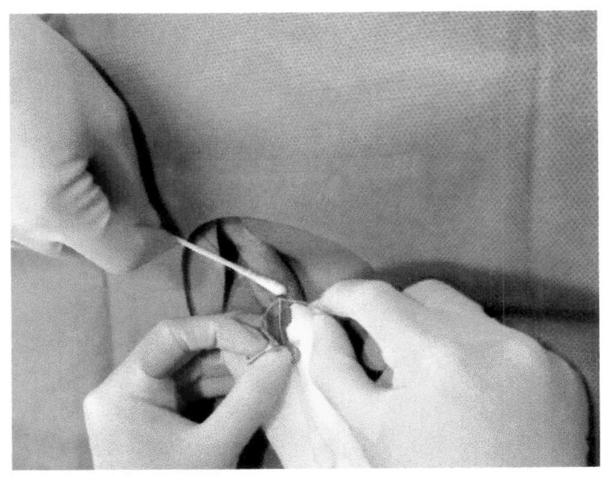

图14.23 撤出穿刺鞘

（5）固定导管

① 用生理盐水纱布清洁穿刺点周围皮肤，摆放外露的导管及圆盘（图 14.24）。

② 第一根胶布固定圆盘，穿刺点上方放置小纱布或明胶海绵（图 14.25）。

③ 无张力覆盖透明敷料，塑形、抚平、按压并粘贴（图 14.26）。

④ 第二根胶布蝶形交叉固定，第三根胶布上注明导管名称（PICC）、置管日期、时间及操作者姓名，再横向固定于透明敷料外部下缘（图 14.27）。

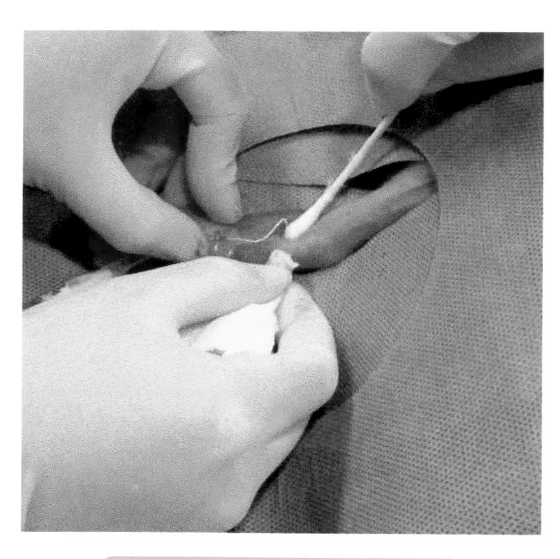

图14.24　清洁穿刺点周围皮肤

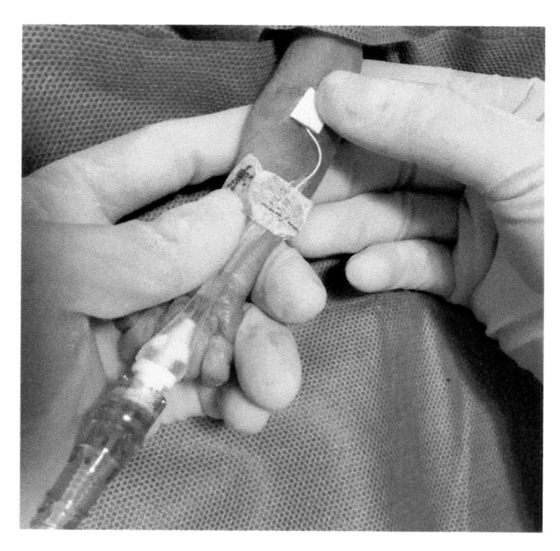

图14.25　穿刺点上方放置小纱布或明胶海绵

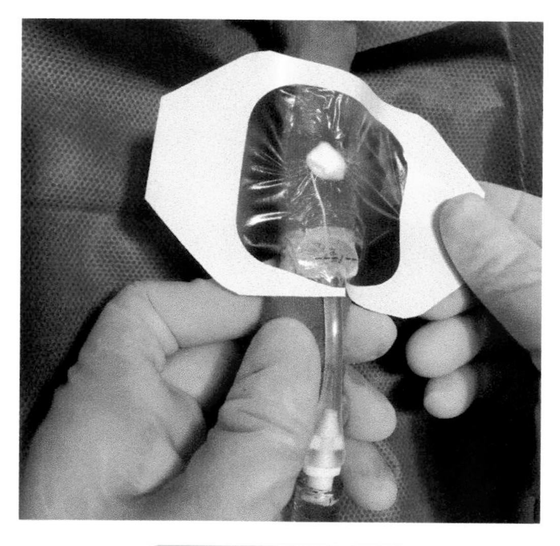

图14.26　无张力持膜

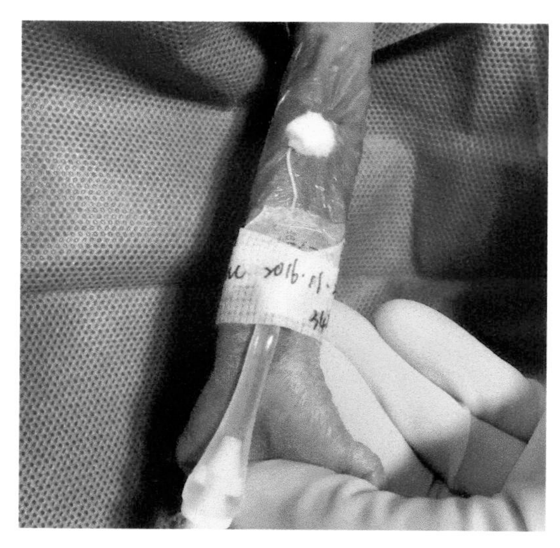

图14.27　固定

（6）再次双人用两种以上的方法核对患儿身份信息（床号、姓名、性别、住院号）。

（7）整理用物，医疗废物分类处置。

（8）脱手套，脱手术衣，用六步洗手法洗手，整个步骤不少于15s。

（9）X线检查　通知放射科行胸部正位X线片以确定PICC导管头端位置。

（10）填写PICC置管记录单和PICC置管维护单　记录患儿床号、姓名、性别、日龄、住院号、置管时间、导管型号、规格、批号，置管静脉的名称、臂围，置入导管的长度、外露的长度，胸片显示的导管位置，置管过程是否顺利，有无渗血等，并粘贴导管条形码（图14.28）。

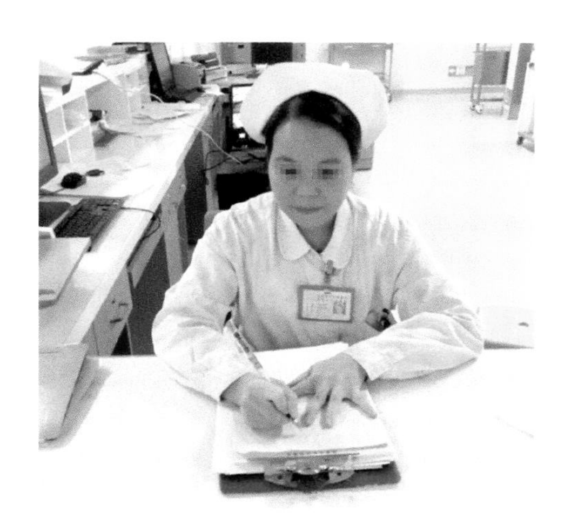

图14.28　记录

14.3　健康教育

（1）与责任护士做好床旁交接班。

（2）保持患儿安静，避免哭吵、躁动引起回血，导致导管堵塞。

（3）加强巡视，及时接瓶，防止导管堵塞；密切观察穿刺点及周围皮肤情况；若发现穿刺点及其周围皮肤出现红肿等异常情况，应及时处理。

（4）患儿沐浴或擦浴时需做好防水措施，保持穿刺部位的敷料干燥。

（5）若穿刺部位渗血、渗液，应及时更换敷料。

（6）透明敷料发生松动、卷边、污染、完整性受损时，应立即更换敷料。

（7）外出检查时应做好导管标识，禁止使用高压注射器经PICC导管注射造影剂，以免损伤导管。

（8）避免在穿刺侧肢体测量血压。

15 新生儿经外周静脉置入中心静脉导管维护

15.1 手卫生

执行六步洗手法，整个步骤不少于15s，戴口罩。

15.2 查对

查对医嘱和维护记录单（查看臂围、置管长度、外露长度）（图15.1）。

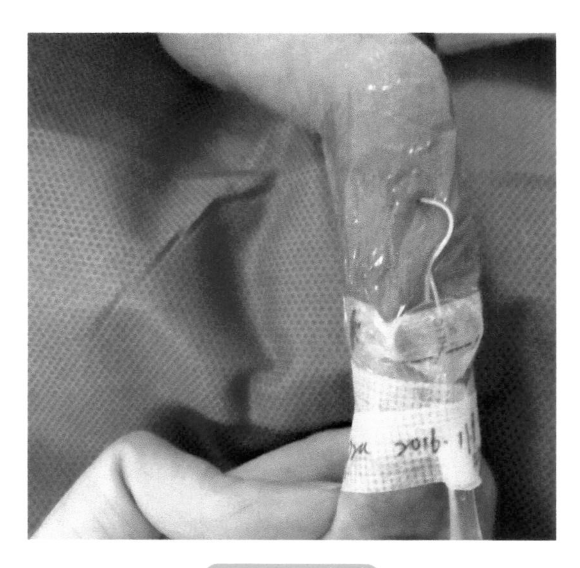

图15.1 查对

15.3 准备用物

免洗手消毒液、中心静脉导管维护包、输液接头1个、弯盘、75%酒精、10mL预充式导管冲洗器1支[1]、6cm×7cm无菌透明敷料1片、无菌手套2副、胶布、纸、笔、尺

[1] 无预充式导管冲洗器的可使用相应规格的注射器及冲洗液。

子，并核对包装完好无破损，均在有效期内（图15.2）。

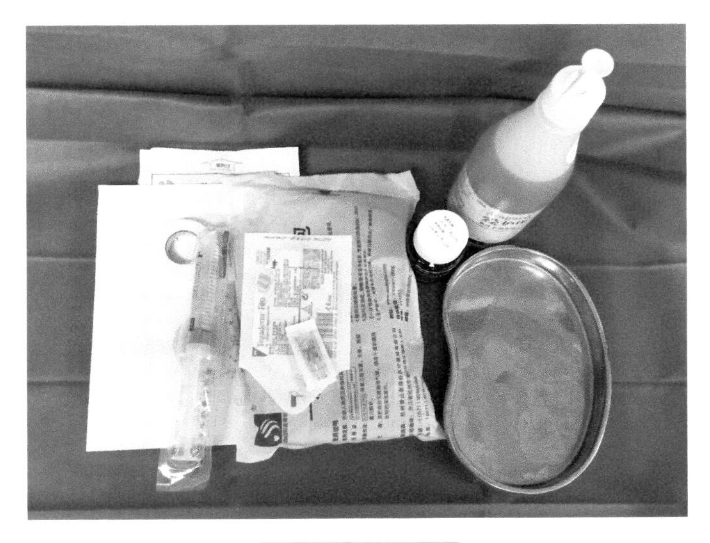

图15.2　用物准备

15.4　核对

携用物至床边，洗手，双人用两种以上的方法核对患儿身份信息（床号、姓名、性别、住院号）。

15.5　评估

患儿PICC置管部位的情况（包括皮肤、穿刺点、敷料、输液接头等），量双侧臂围（图15.3）。

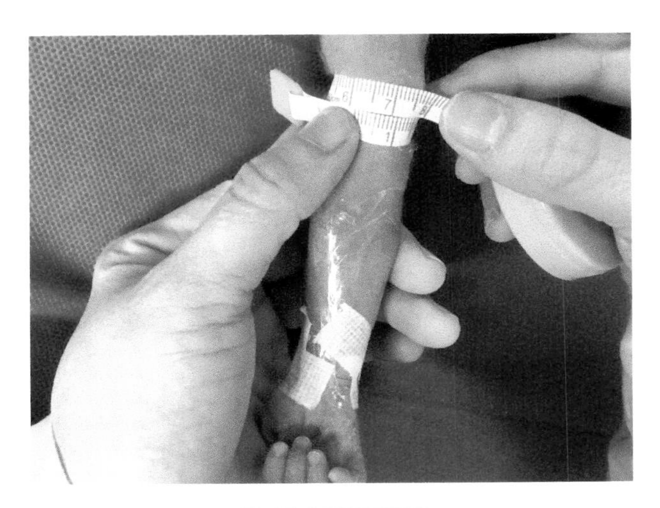

图15.3　量臂围

15.6　打开维护包

（1）手卫生　执行六步洗手法，整个步骤不少于15s。

（2）在患儿置管侧肢体下放垫巾，打开维护包。

（3）打开预充式导管冲洗器，释放压力（图15.4）。

（4）预冲输液接头，待用（图15.5）。

（5）更换无菌手套，助手协助准备75%酒精棉球，维护者打开0.5%碘伏棉球包装，按维护顺序摆好用物（图15.6）。

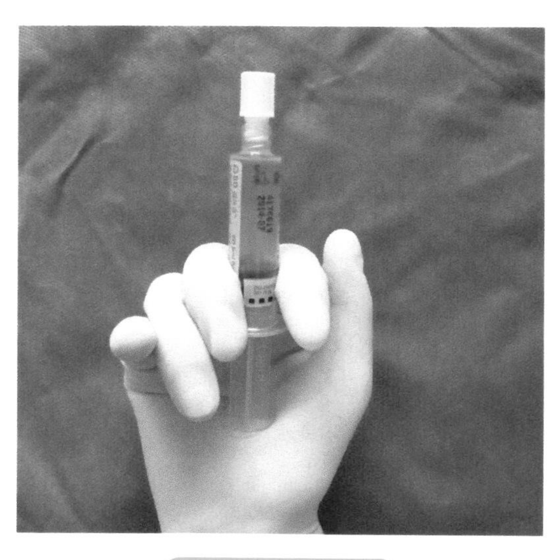

图15.4　释放压力

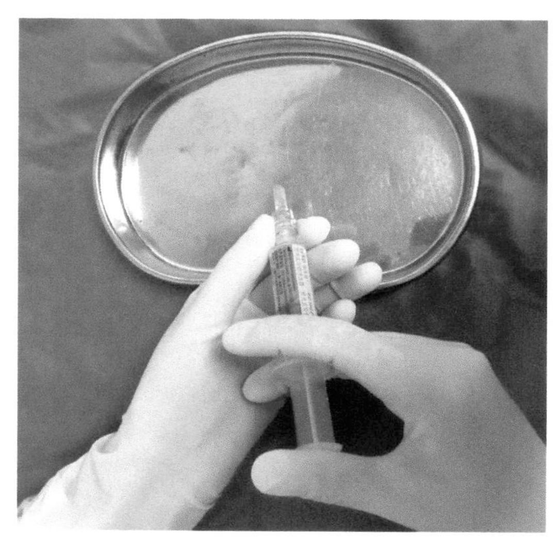

图15.5　预冲输液接头

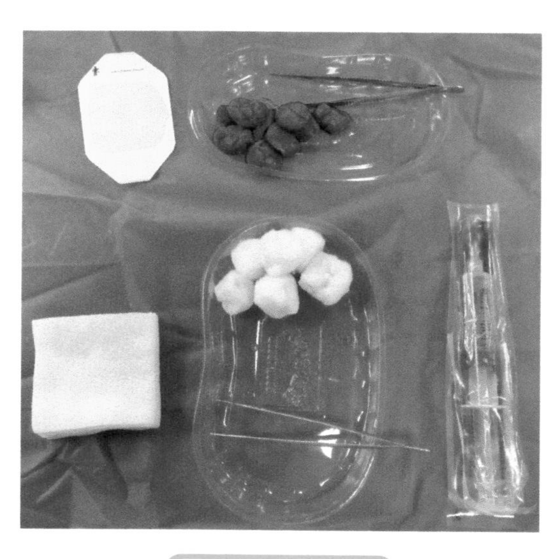

图15.6　摆好用物

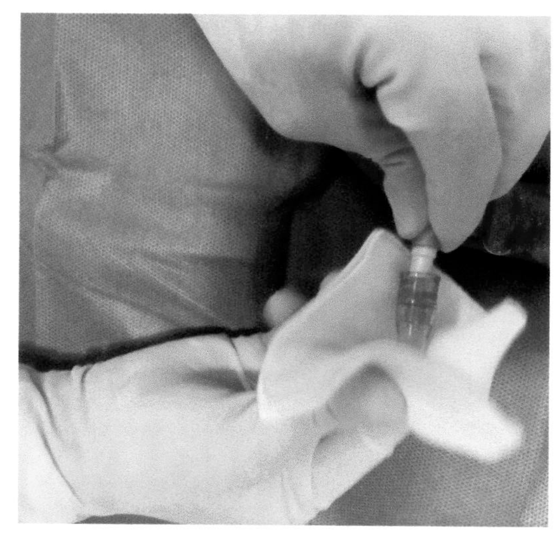

图15.7　弃去旧的输液接头

15.7　更换输液接头

（1）右手持无菌纱布弃去旧的输液接头（图15.7）。

（2）用75%酒精棉球消毒PICC导管接头侧面及横截面，时间≥15s（图15.8）。

（3）连接新的输液接头（图15.9）。

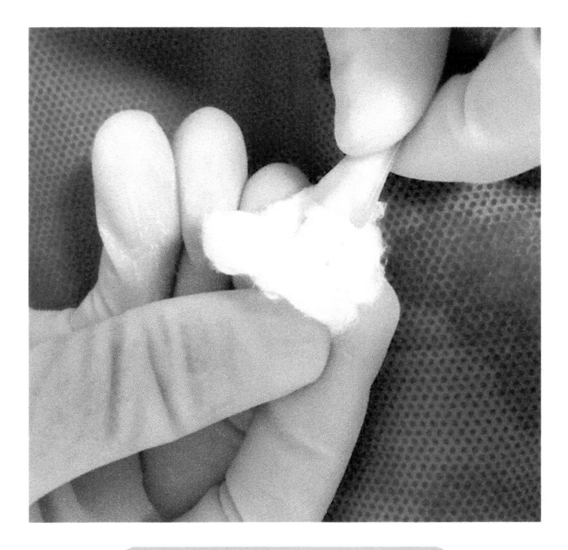

图15.8 75%酒精棉球消毒

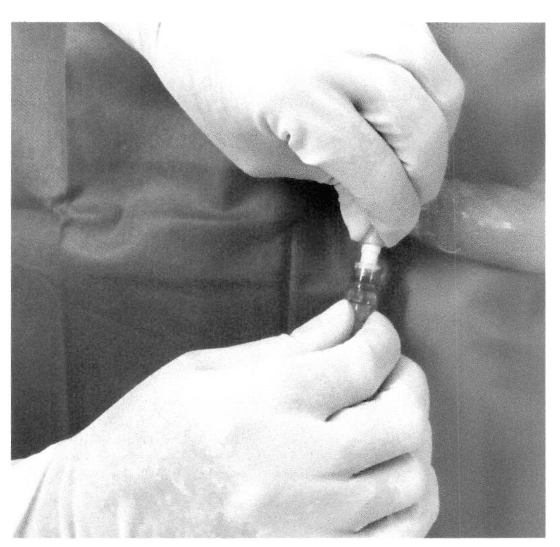

图15.9 连接新的输液接头

15.8 冲洗导管

（1）抽回血，判断导管的通畅性，并确认导管在血管内（图15.10）。

（2）脉冲式冲洗导管，正压封管（图15.11）。

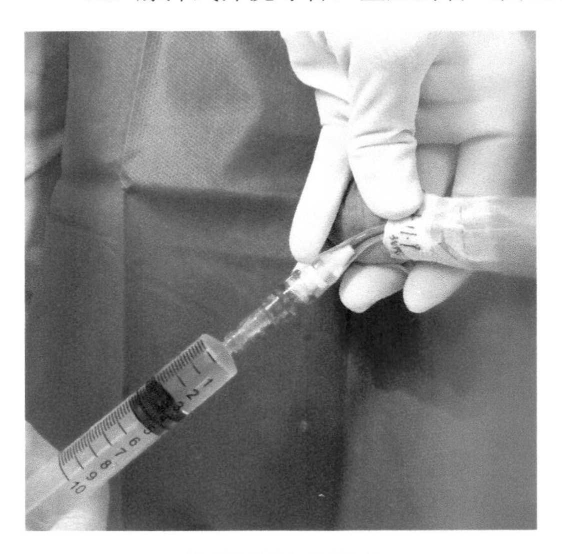

图15.10 抽回血

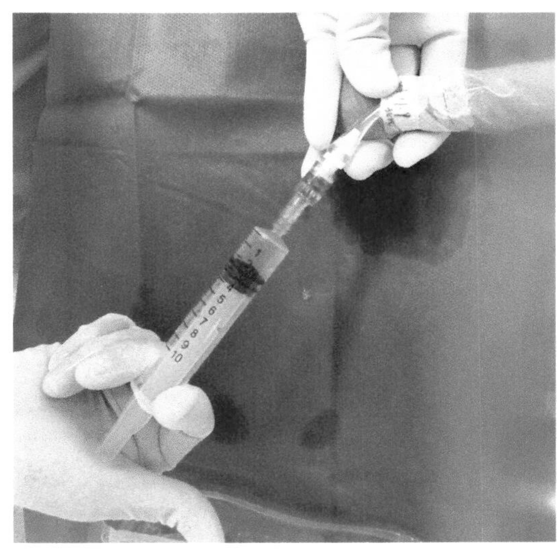

图15.11 正压封管

（3）脱手套，执行六步洗手法，整个步骤不少于15s。

15.9 更换透明贴膜

15.9.1 撕开敷料

0°角撕开透明敷料（图15.12）。

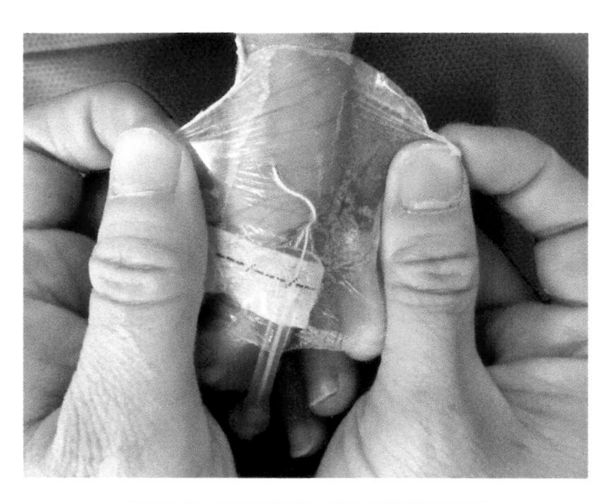

图15.12 0°角撕开透明敷料

15.9.2 去除旧的敷料

自下而上去除旧的敷料（图15.13）。

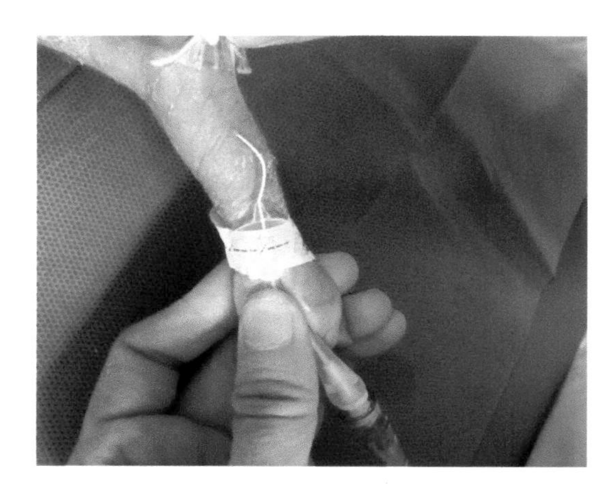

图15.13 去除旧的敷料

15.9.3 手卫生

执行六步洗手法，整个步骤不少于15s，戴无菌手套，评估穿刺点有无红肿、渗液（图15.14）。

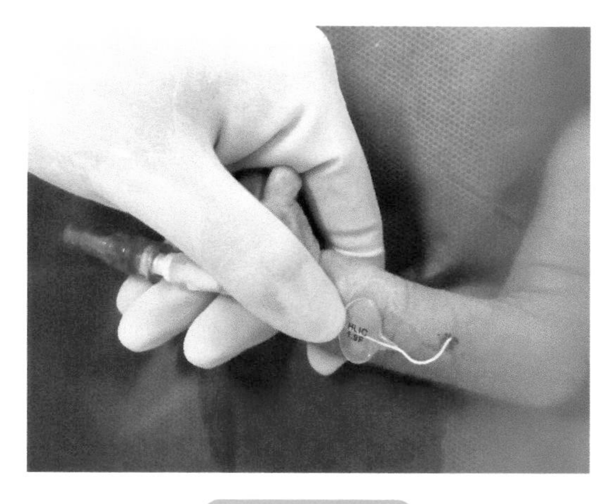

图15.14 评估

15.9.4 消毒

（1）以穿刺点为中心，75%酒精棉球脱脂消毒3遍（顺时针一遍，逆时针一遍，顺时针再一遍，不能接触导管和穿刺点）消毒面积大于敷料面积（图15.15），待干。

（2）以穿刺点为中心，0.5%碘伏棉球消毒3遍（顺时针一遍，逆时针一遍，顺时针再一遍），穿刺点和导管及圆盘均要消毒，范围小于酒精消毒面积（图15.16），待干。

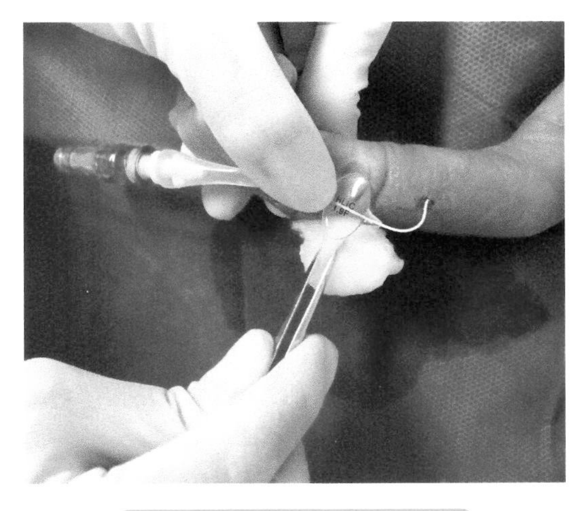

图15.15 75%酒精棉球消毒

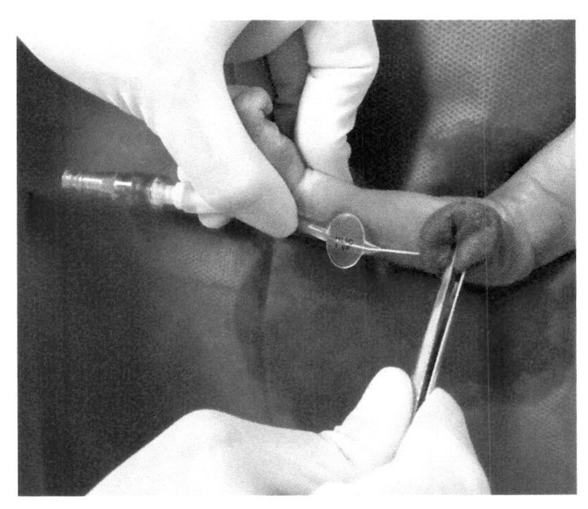

图15.16 0.5%碘伏棉球消毒

15.9.5 粘贴无菌透明敷料

（1）第一条胶布固定圆盘（图15.17）。

（2）粘贴透明敷料（图15.18）。

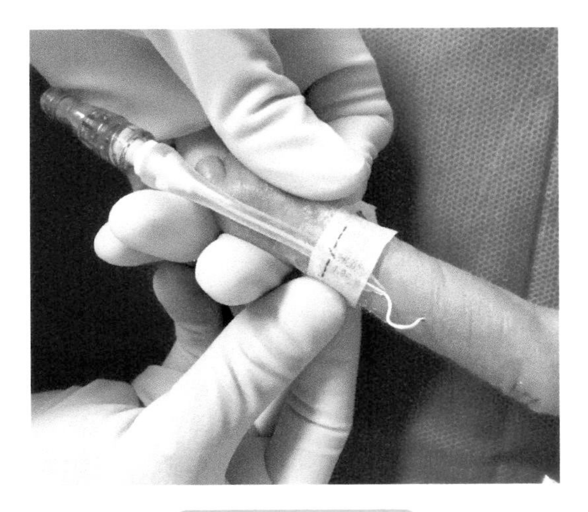

图15.17 固定圆盘

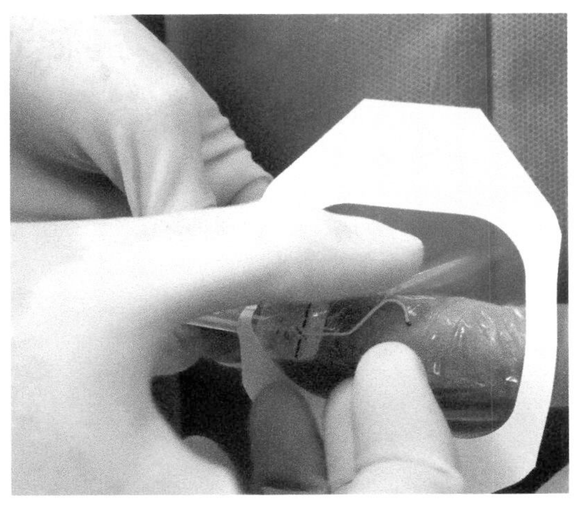

图15.18 粘贴透明敷料

15.9.6 加强固定

（1）第二条胶布蝶形交叉固定（图15.19）。

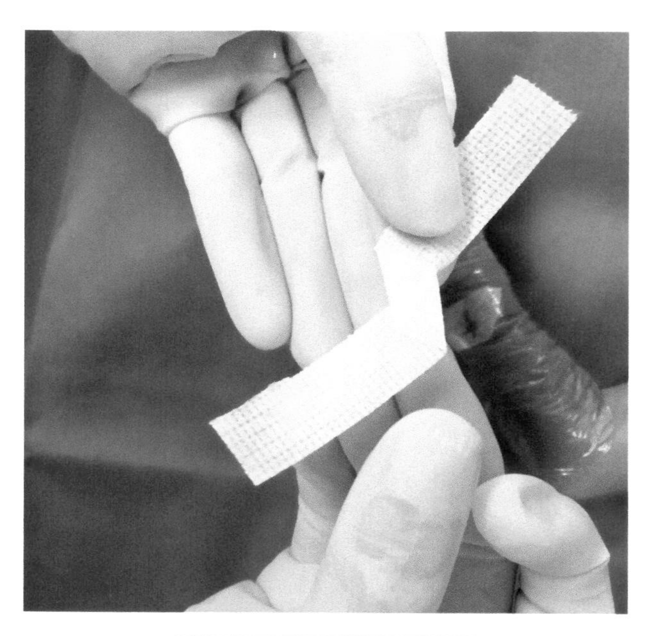

图15.19 第二条胶布固定

（2）第三条胶布在交叉处横向固定（图15.20），并在胶布上注明导管名称（PICC）、更换敷料的日期、时间及操作者姓名（图15.21）。

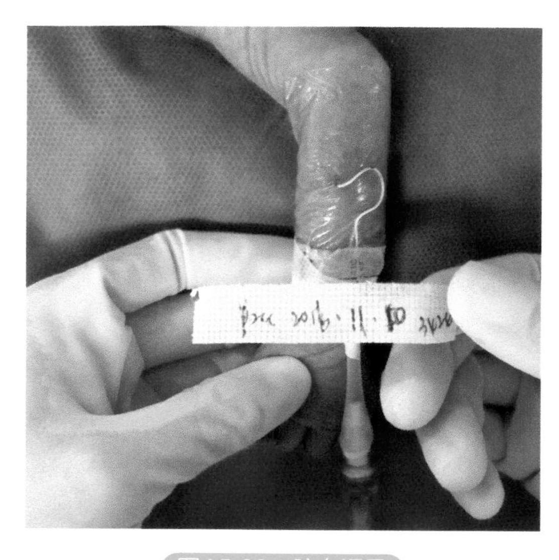

图15.20 胶布记录

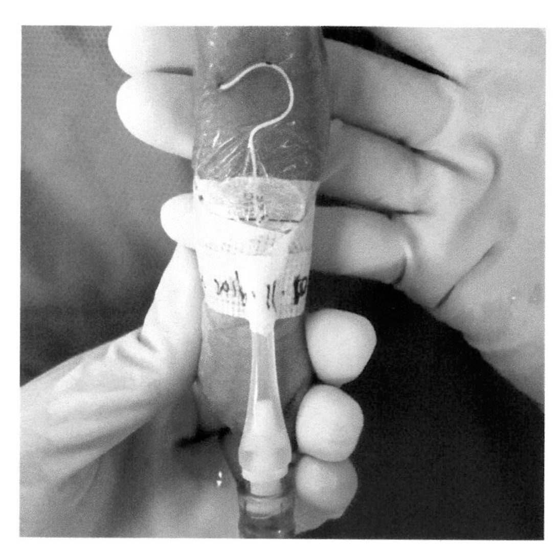

图15.21 横向固定

15.10 再次核对

双人用两种以上的方法核对患儿身份信息（床号、姓名、性别、住院号）。

15.11 整理用物

整理用物，脱手套，整理床单位，洗手。

15.12 填写PICC维护记录单

记录更换敷料的日期、外露导管长度、臂围，并签名。

15.13 健康教育

同14.3。

16 新生儿经外周静脉置入中心静脉导管置管后导管血凝性不完全堵塞的处理

16.1 用物准备

免洗手消毒液、75%酒精、弯盘、治疗盘（内放置垫巾、PICC维护包、无菌手套1副、6cm×7cm无菌透明敷料1片、输液接头1个、10mL注射器2支、75%酒精棉片1片、0.9%氯化钠注射液100mL 1袋、无菌棉签、胶布、纸、笔）（图16.1）。

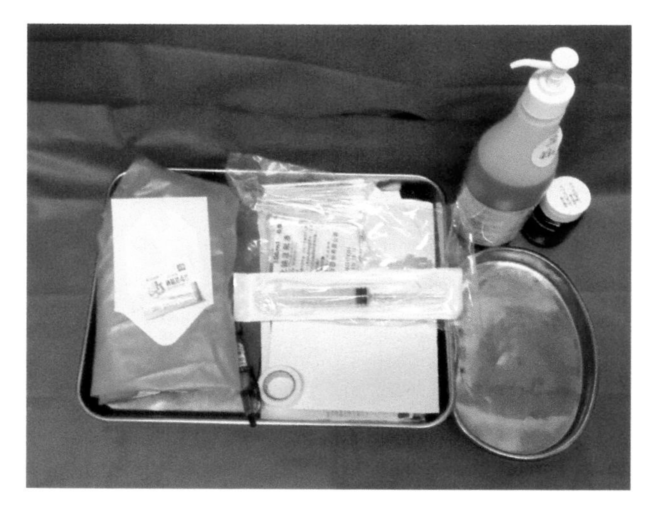

图16.1 用物准备

16.2 环境准备

注意保暖，患儿置暖箱或辐射床。

16.3 患儿准备

取平卧位，置管侧肢体外展45°～90°角。

16.4 核对

携用物至床旁，双人用两种以上方法核对患儿信息。

16.5 操作者准备

衣帽整洁，执行六步洗手法，整个步骤不少于15s，戴口罩。

16.6 评估

（1）置管侧肢体下铺垫巾。

（2）检查输液装置是否关闭、扭曲、堵塞。

（3）评估导管是否打折、扭曲、受压。

16.7 手卫生

执行六步洗手法，整个步骤不少于15s。

16.8 处理

（1）用10mL注射器抽吸生理盐水3～5mL，放治疗盘内，备用（图16.2）。

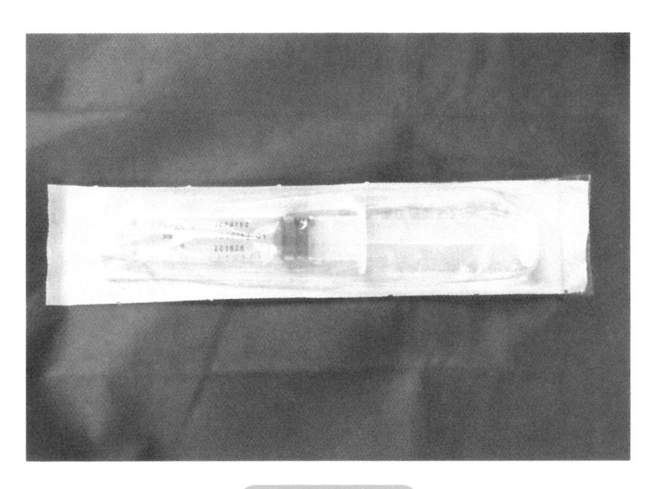

图16.2 备用

（2）手卫生　执行六步洗手法，整个步骤不少于15s。

（3）戴无菌手套。

（4）暂停使用PICC导管，将输液器和PICC输液接头分离（图16.3）。

（5）将PICC连接10mL空注射器，缓慢回抽（图16.4）。

（6）回抽出血凝块后，继续回抽1～2mL血液，弃去（图16.5）。

（7）用已备好生理盐水的10mL注射器进行脉冲式冲管（图16.6）。

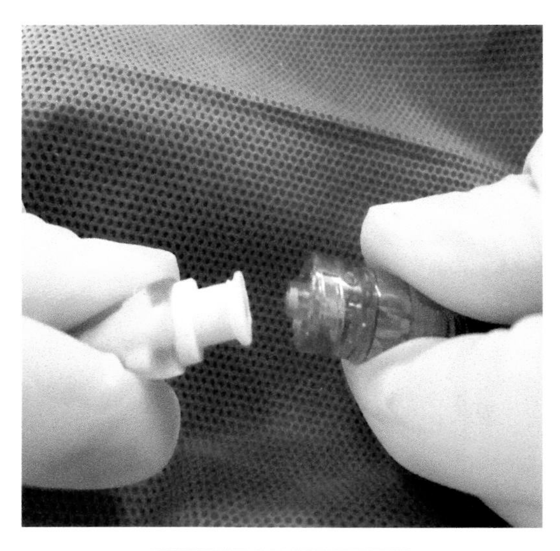

图16.3　分离输液接头

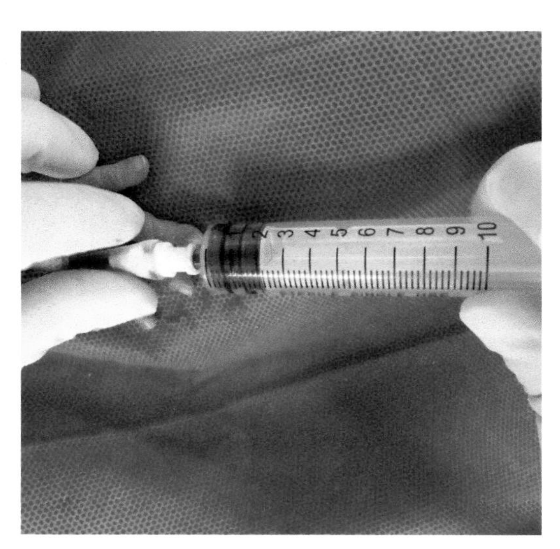

图16.4　缓慢回抽

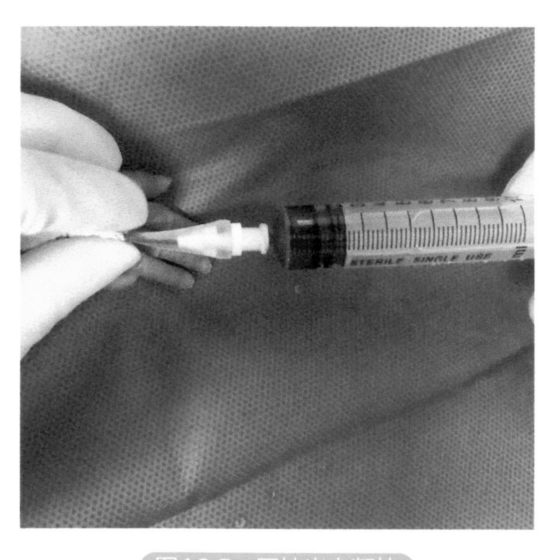

图16.5　回抽出血凝块

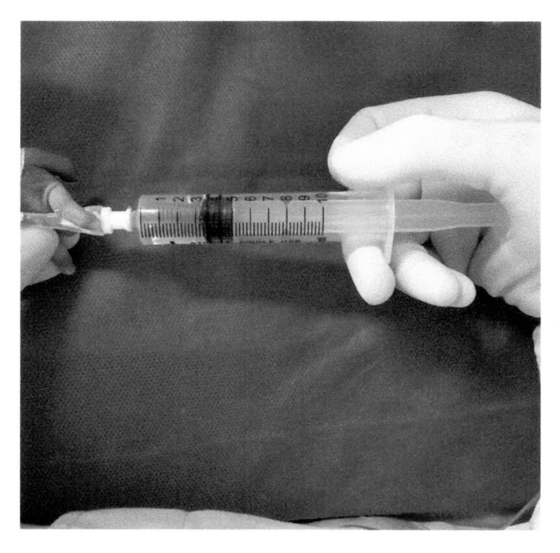

图16.6　脉冲式冲管

（8）用75%酒精棉球消毒PICC导管接头侧面及横截面，时间≥15s（图16.7）。

（9）更换新的输液接头，并正压封管（图16.8）。

（10）检查导管固定是否牢固（图16.9）。

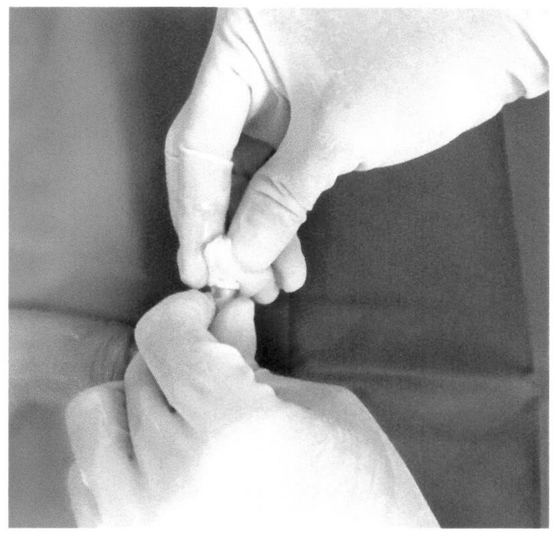

图16.7　75%酒精棉球消毒

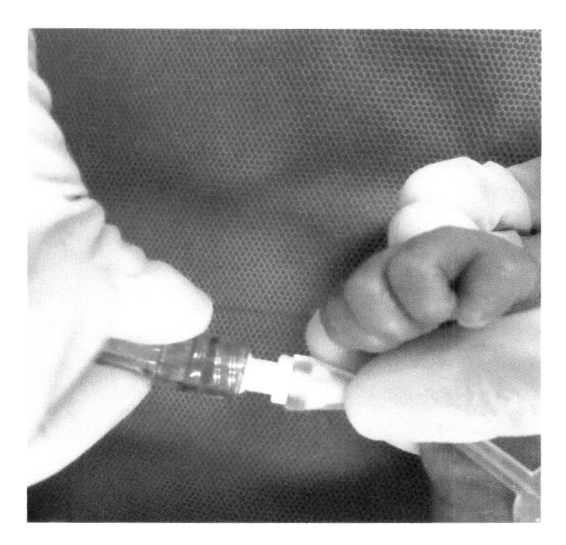

图16.8　更换新的输液接头

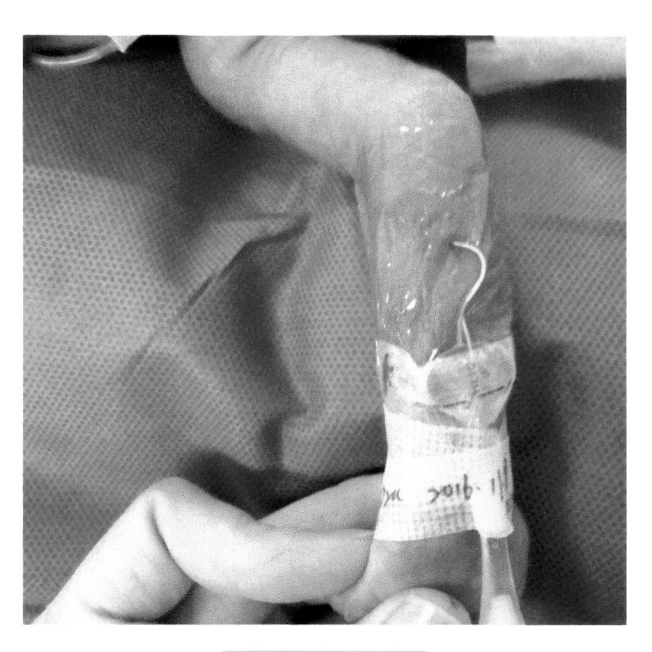

图16.9　检查固定

16.9 再次核对

双人用两种以上的方法核对患儿身份信息（床号、姓名、性别、住院号）。

16.10 整理用物

脱手套，洗手，整理用物，医疗废物分类处置。

16.11 记录

记录导管堵塞的性质和处理的过程。

16.12 健康教育

（1）与责任护士做好床旁交接班。

（2）加强巡视，消除导管发生堵塞的诱因，如患儿哭吵、躁动，未及时接瓶引起回血，导管打折、扭曲、受压、输液装置未及时开启等，防止导管再次发生堵塞。

17 新生儿经外周静脉置入中心静脉导管置管后导管血凝性完全堵塞的处理

17.1 评估

经评估，确认为血凝性完全堵管。

17.2 核对医嘱

遵医嘱予以导管内溶栓处理，双人核对医嘱，备物。

17.3 用物准备

免洗手消毒液、75%酒精、弯盘、治疗盘（内放置垫巾、PICC维护包、无菌手套2副、6cm×7cm无菌透明敷料1片、输液接头1个、无菌三通接头1个、10mL注射器4支、75%酒精棉片1片、0.9%氯化钠注射液100mL 1袋、无菌棉签1包）、胶布、纸、笔（图17.1）。

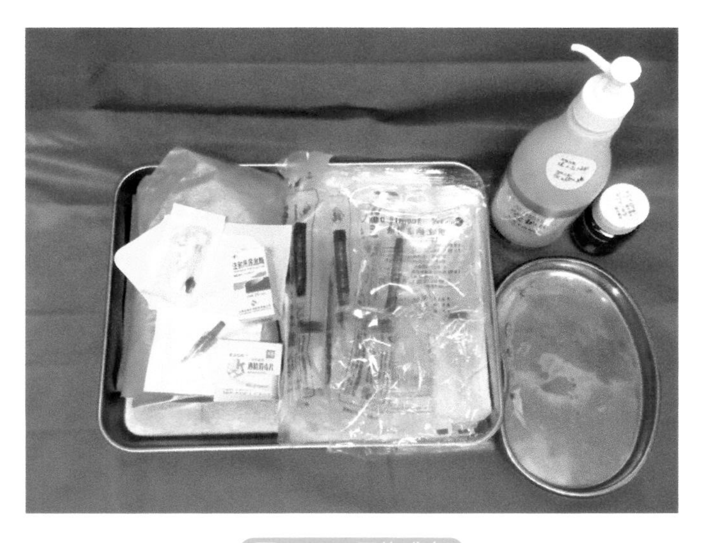

图17.1 用物准备

17.4 环境准备

注意保暖，患儿置暖箱或辐射床。

17.5 患儿准备

取平卧位，置管侧肢体外展45° ～ 90° 。

17.6 核对患儿信息

携用物至床旁，双人用两种以上的方法核对患儿身份信息（床号、姓名、性别、住院号）。

17.7 操作者准备

衣帽整洁，执行六步洗手法，整个步骤不少于15s，戴口罩。

17.8 排气备用

用10mL注射器抽取0.9%氯化钠注射液，连接三通开关并排气备用（图17.2）。

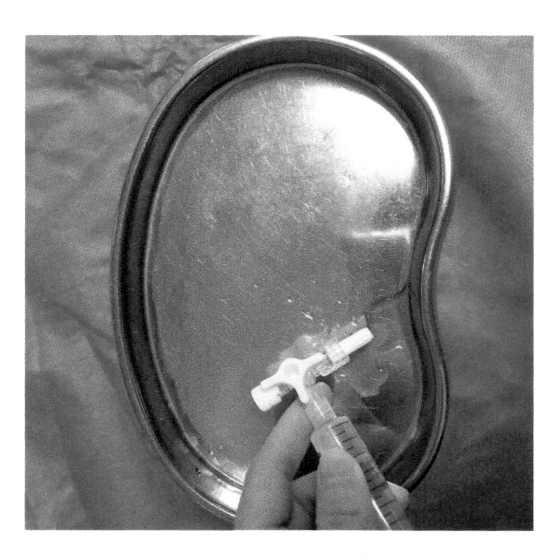

图17.2 排气备用

17.9 手卫生

执行六步洗手法，整个步骤不少于15s。

17.10 处理

采用负压方式再通导管。

（1）暂停使用PICC导管。

（2）将输液接头和导管分离（图17.3），用75%酒精棉片消毒导管接头侧面及横截面，时间≥15s。

（3）将排气后的三通管连接PICC导管，使三通阀处于关闭状态（图17.4）。

（4）将10mL空注射器连接至三通开关的旁路，将含有5000U/mL尿激酶的注射器连接至三通开关的直路（图17.5）。

（5）关直路，开旁路（图17.6），回抽空注射器，使PICC导管腔内形成负压。

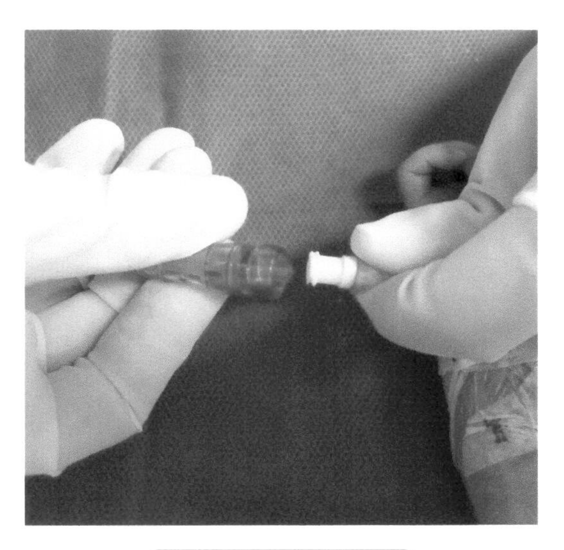

图17.3 分离输液接头

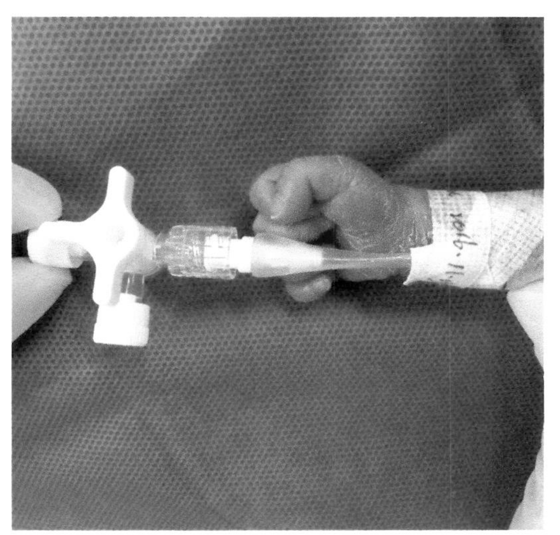

图17.4 关闭三通阀

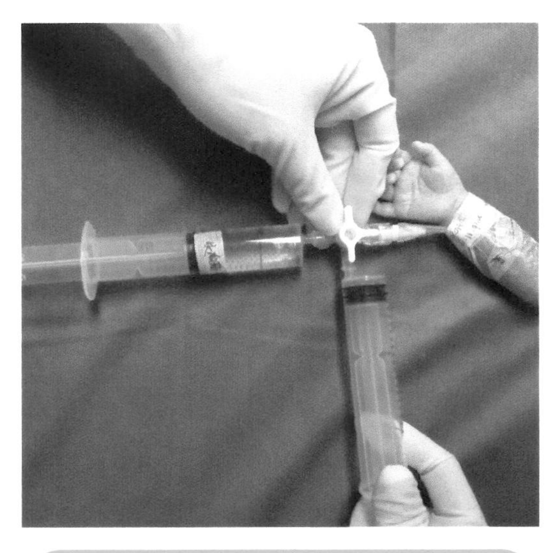

图17.5 空注射器连接三通旁路，含尿激酶的注射器连接三通直路

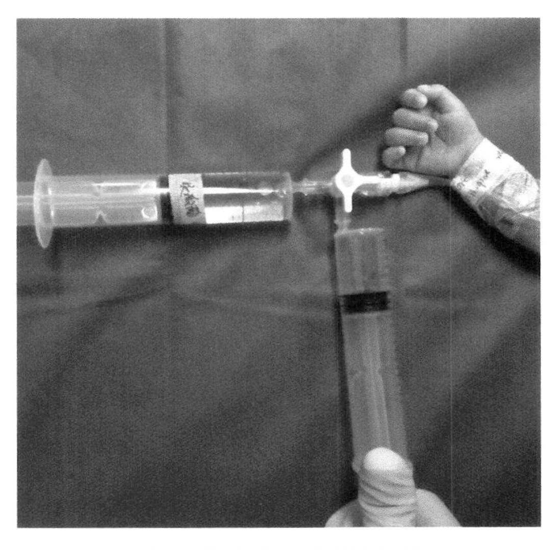

图17.6 关直路，开旁路

（6）在负压状态下，关旁路，开直路（图17.7），利用PICC导管内的负压将尿激酶稀释液自动吸入导管内，关闭三通开关，保留30min，以溶解导管内的血栓。

（7）固定导管，并标注“禁止使用”的标识。

（8）脱手套，洗手，整理用物，并记录。

（9）保留30min后，洗手，戴手套，开三通开关旁路，关直路，空注射器可顺畅地抽回血表示溶栓成功。

（10）继续回抽1～2mL血液，连同三通开关一同弃去，并用生理盐水脉冲式冲管（图17.8）。

（11）连接预冲好的输液接头（图17.9），脉冲式冲封管（图17.10）。

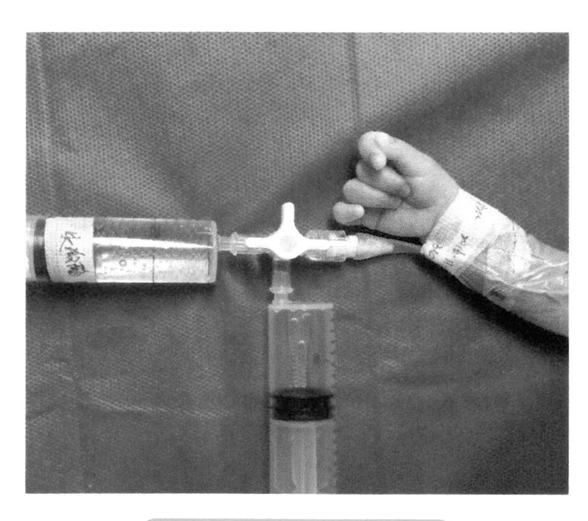

图17.7　关旁路，开直路

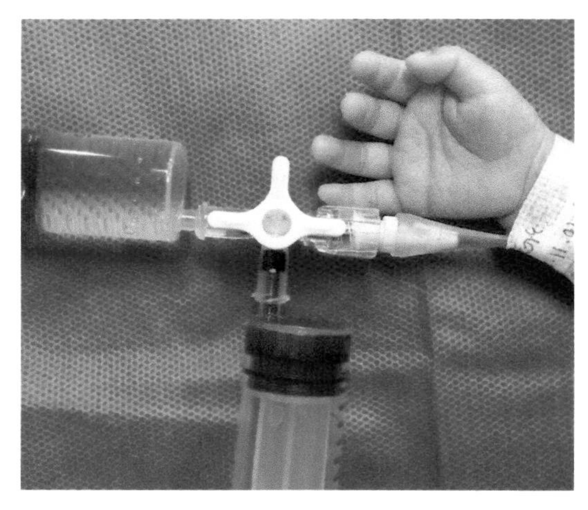

图17.8　用生理盐水脉冲式冲管

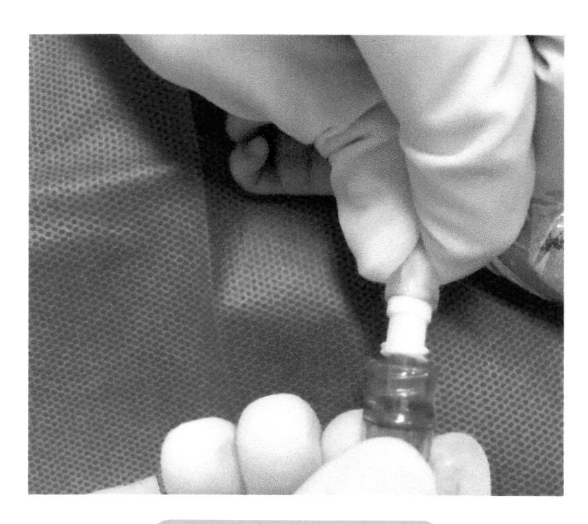

图17.9　连接输液接头

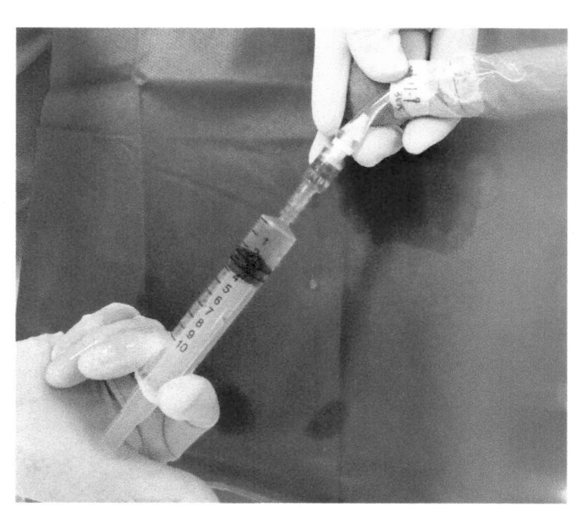

图17.10　脉冲式冲封管

17.11　重复

若仍未溶通导管,可多次重复上述操作。

17.12　再次核对

双人用两种以上的方法核对患儿身份信息（床号、姓名、性别、住院号）。

17.13　整理用物

脱手套，洗手，整理用物，医疗废物分类处置。

17.14　记录

记录导管堵塞的性质及处理的过程。

17.15　健康教育

同16.12。

18 新生儿经外周静脉置入中心静脉导管置管后导管移位的处理

18.1 移位至颈部

18.1.1 用物准备

免洗手消毒液、75%酒精、弯盘、治疗盘（内放置垫巾1片、PICC维护包1包、无菌手套2副、6cm×7cm无菌透明敷料1片、75%酒精棉片1片、无菌棉签1包，10mL注射器1支、0.9%氯化钠注射液100mL 1袋、胶布、纸、笔）（图18.1）。

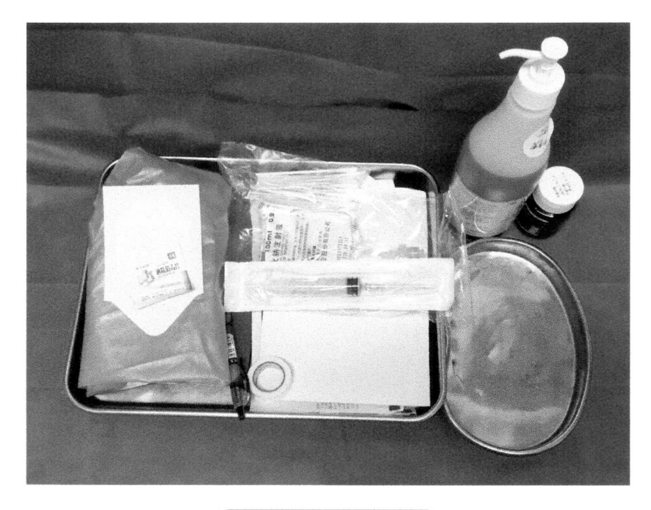

图18.1 用物准备

18.1.2 环境准备

注意保暖，患儿置暖箱或辐射床。

18.1.3 患儿准备

取平卧位或半卧位，置管侧肢体外展45° ～ 90° 。

18.1.4 操作者准备

衣帽整洁，执行六步洗手法，整个步骤不少于15s，戴口罩。

18.1.5 核对患儿信息

携用物至床旁，双人用两种以上的方法核对患儿身份信息（床号、姓名、性别、住院号）。

18.1.6 再次评估

导管的外露刻度，导管是否打折、受压、扭曲，肢体远端局部有无肿胀、压痛，患儿是否哭闹等。

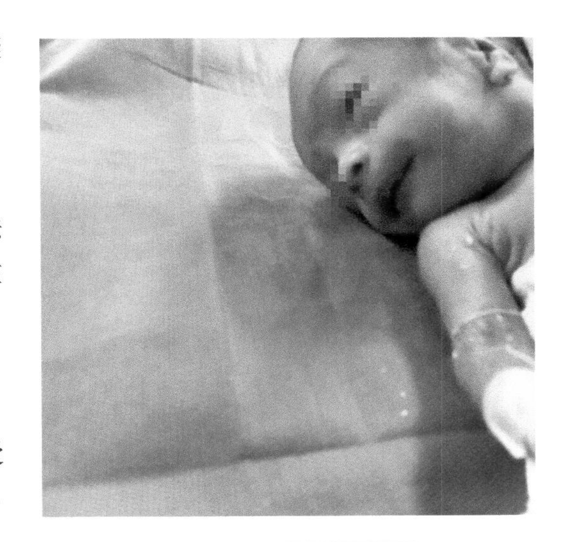

图18.2 患儿呈半卧位

18.1.7 处理

（1）抬高床头50° ～ 60° ，使患儿呈半卧位（图18.2）。

（2）在患儿置管侧肢体下放垫巾。

（3）手卫生 执行六步洗手法，整个步骤不少于15s。

（4）暂停使用PICC导管，将输液器和输液接头分离（图18.3）。

（5）打开PICC维护包，用10mL注射器抽取0.9%氯化钠注射液备用（图18.4）。

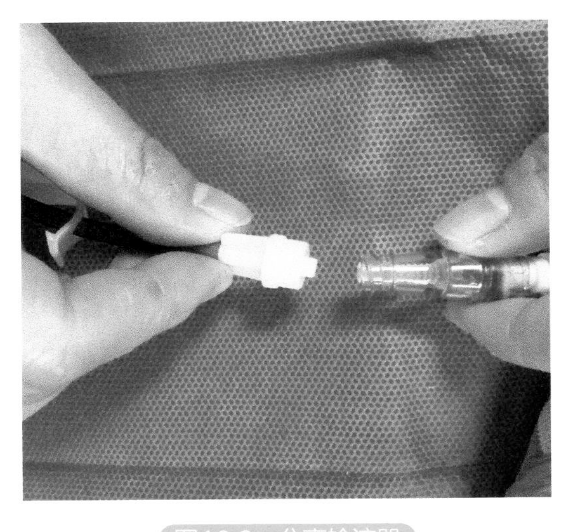

图18.3 分离输液器

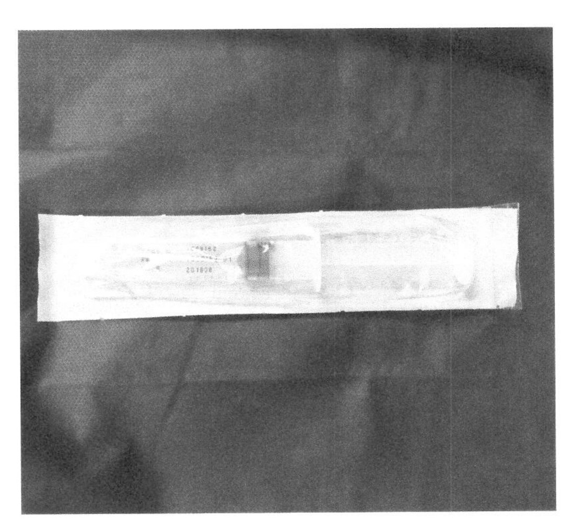

图18.4 备用

（6）戴无菌手套。

（7）用75%酒精棉片消毒输液接头。

（8）接抽好的0.9%氯化钠注射液进行脉冲式冲管。

（9）抽回血，回血顺畅，并予以脉冲式冲封管（图18.5）。

（10）脱手套，洗手，整理用物，医疗废物分类处置。

（11）X线检查　通知放射科行胸部正位片检查以确定PICC导管头端位置（图18.6）。

（12）记录　处理过程及处理后胸部X线片定位的结果。

（13）与责任护士做好床边交接班，交代注意事项。

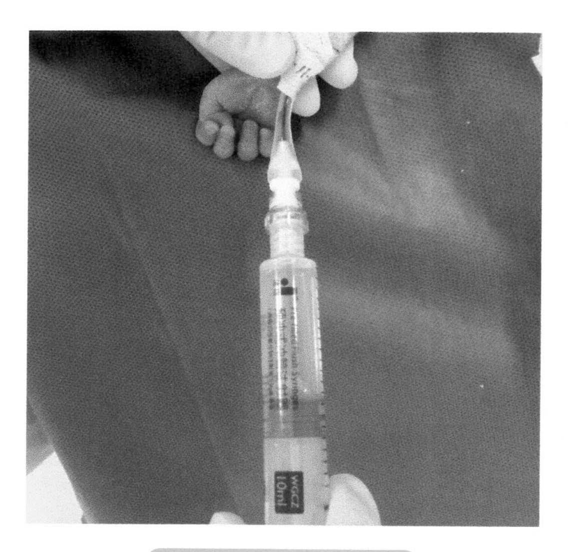

图18.5　脉冲式冲封管

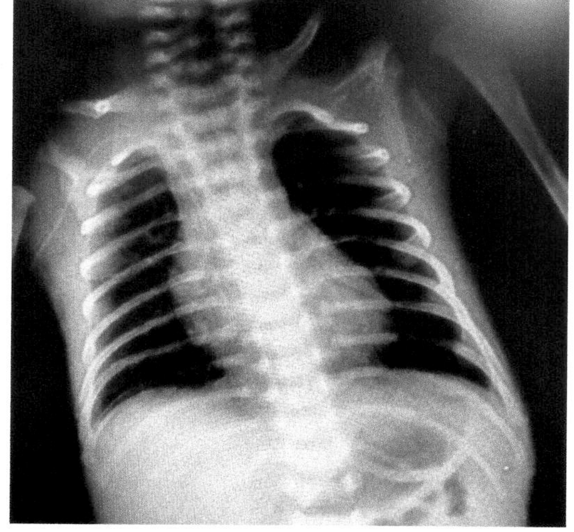

图18.6　X线检查

18.2　移位至右心房

如图18.7所示。

（1）用物准备　见18.1.1用物准备。

（2）铺垫巾　在患儿置管侧肢体下放垫巾。

（3）手卫生　执行六步洗手法，整个步骤不少于15s。

（4）暂停使用PICC导管，将输液器和PICC输液接头分离（图18.8）。

（5）打开PICC维护包，戴无菌手套。

（6）准备好75%酒精棉球和0.5%碘伏棉球（图18.9）。

（7）以穿刺点为中心，用75%酒精棉球消毒3遍（顺时针一遍，逆时针一遍，顺时针再一遍，不能接触导管和穿刺点）消毒面积大于无菌透明敷料面积（图18.10）。

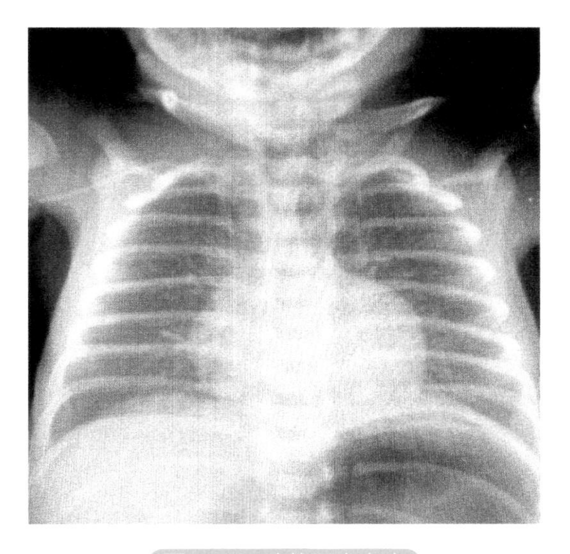

图18.7 移位至右心房

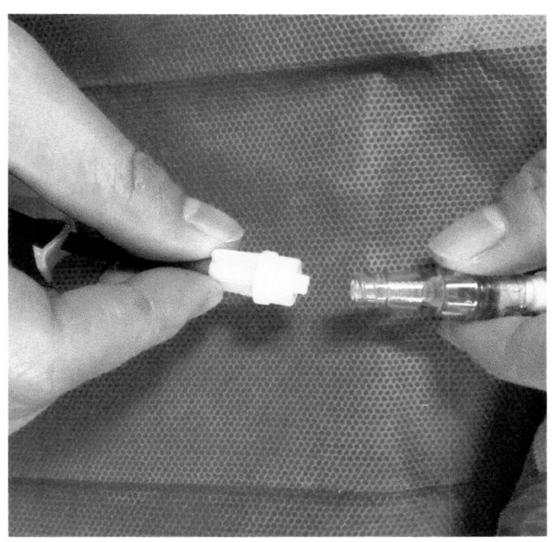

图18.8 分离输液器

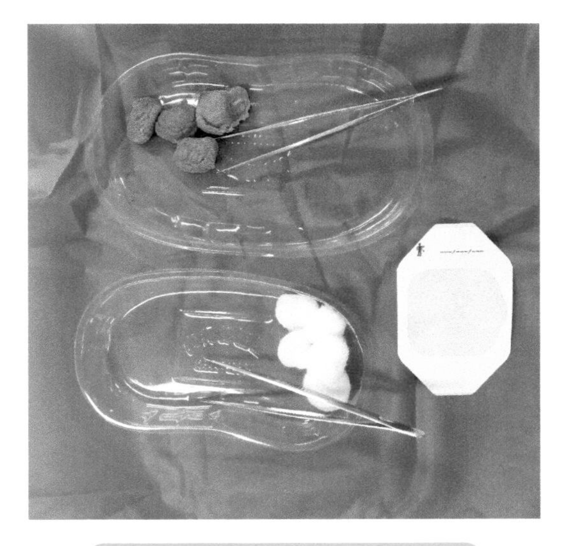

图18.9 准备酒精棉球和碘伏棉球

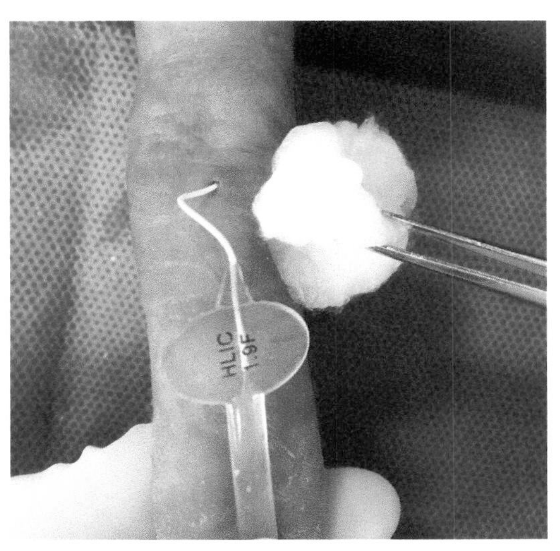

图18.10 75%酒精棉球消毒

（8）以穿刺点为中心，用0.5%碘伏棉球消毒3遍（顺时针一遍，逆时针一遍，顺时针再一遍），穿刺点和导管及圆盘均要消毒，范围小于酒精消毒面积（图18.11），待干。

（9）用无菌镊子将导管退出至设定的长度（图18.12）。

（10）用75%酒精棉片消毒输液接头（图18.13），连接0.9%氯化钠注射液，抽回血通畅，脉冲式冲封管，待干。

（11）粘贴透明敷料，固定（图18.14）。

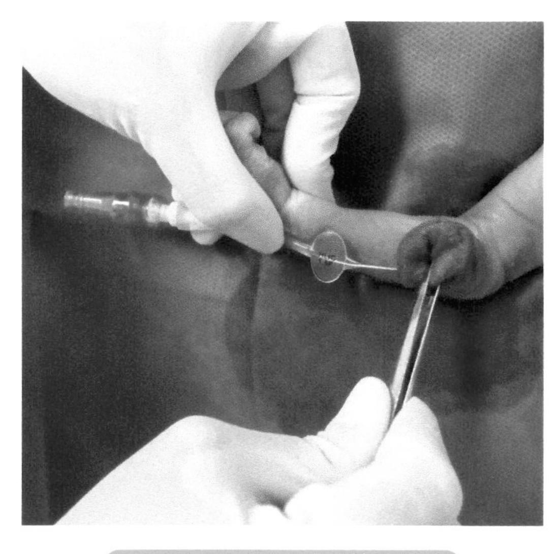

图18.11 0.5%碘伏棉球消毒

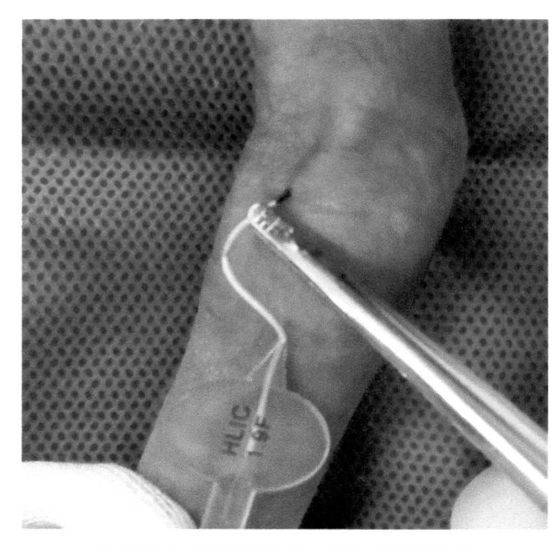

图18.12 无菌镊子退出部分导管

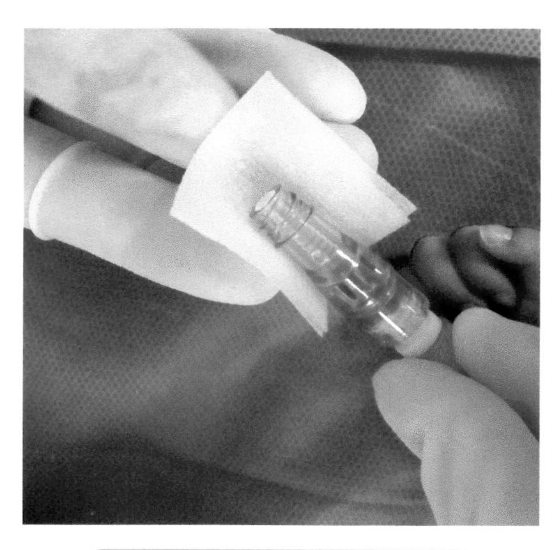

图18.13 酒精棉片消毒输液接头

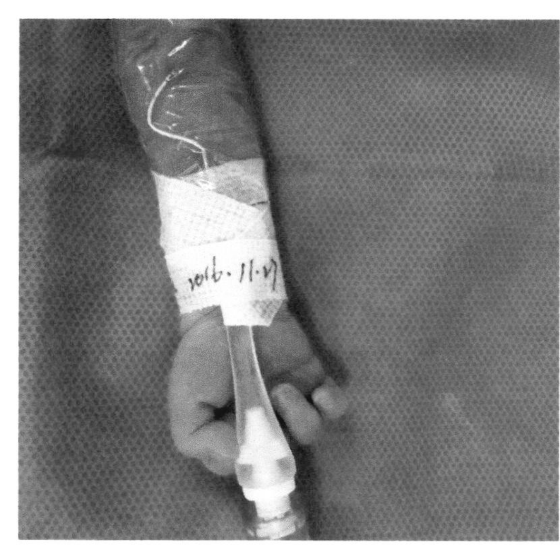

图18.14 固定

（12）再次核对 双人用两种以上的方法核对患儿身份信息（床号、姓名、性别、住院号）。

（13）脱手套，洗手，整理用物，医疗废物分类处置。

（14）记录。

（15）与责任护士做好床边交接班，交代注意事项。

18.3 移位至锁骨下静脉

如图18.15所示。

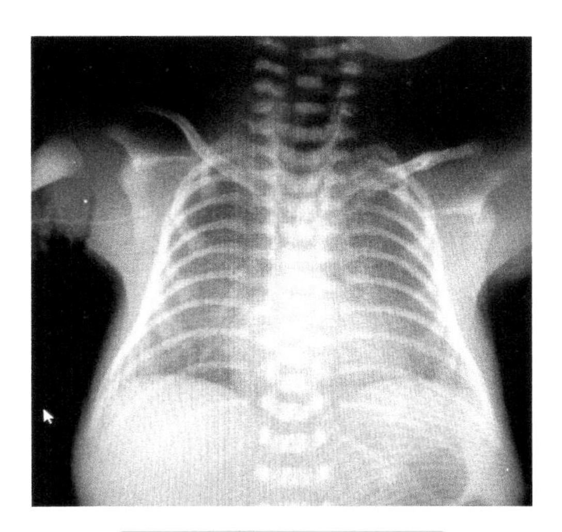

图18.15 移位至锁骨下静脉

（1）用物准备　见18.1.1用物准备。

（2）在患儿置管侧肢体下放垫巾。

（3）手卫生　执行六步洗手法，整个步骤不少于15s。

（4）暂停使用PICC导管，将输液器和输液接头分离（图18.16）。

（5）打开PICC维护包，用10mL注射器抽取0.9%氯化钠注射液5mL，备用（图18.17）。

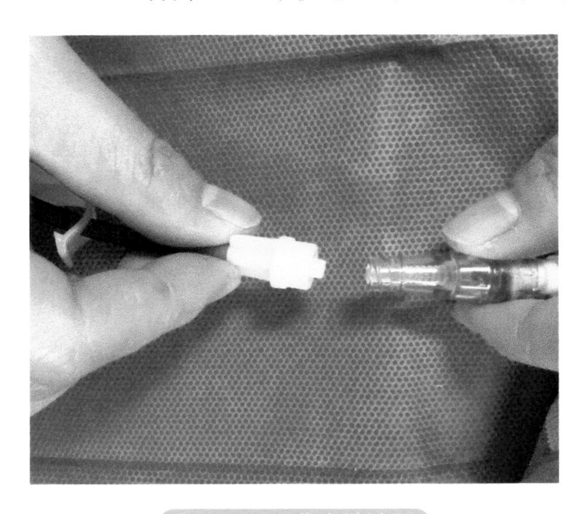

图18.16 分离输液器

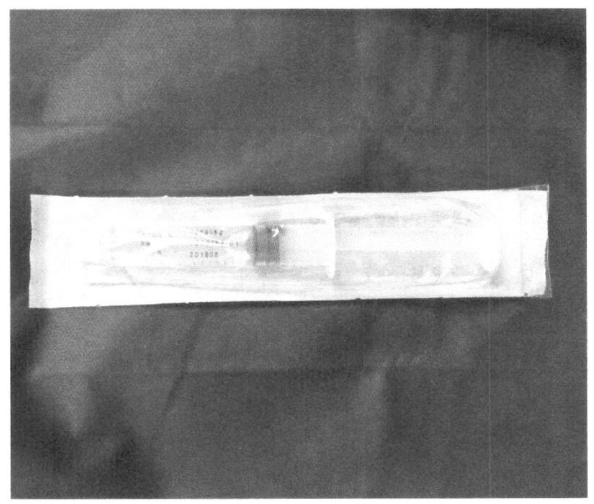

图18.17 备用

（6）戴无菌手套。

（7）用75%酒精棉片消毒输液接头。

（8）连接预抽好0.9%氯化钠注射液回抽，回血通畅，予以脉冲式冲封管（图18.18），根据评估结果，可作为外周静脉留置导管使用。

（9）再次核对　双人用两种以上方法核对患儿信息。

（10）脱手套，洗手，整理用物，医疗废物分类处置。

（11）记录。

（12）做好床边交接班。

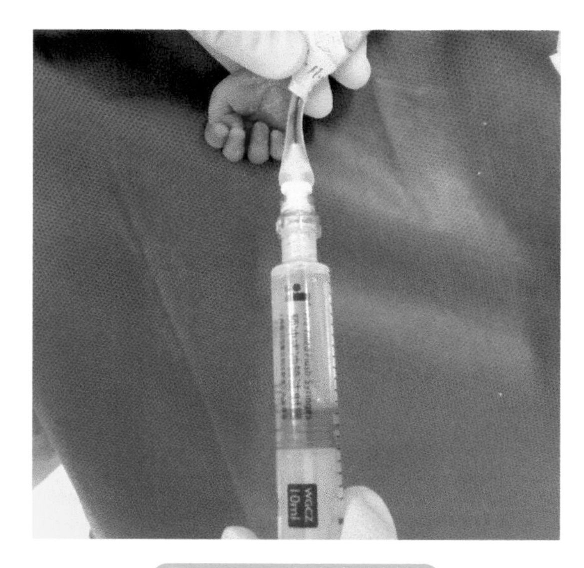

图18.18　脉冲式冲封管

19 新生儿经外周静脉置入中心静脉导管置管后机械性静脉炎的处理

19.1 用物准备

免洗手消毒液、75%酒精、弯盘、治疗盘（内放置PICC维护包、50%硫酸镁、喜辽妥软膏、无菌手套1副、6cm×7cm无菌透明敷料1片、10mL预冲式冲管注射器1支[1]、垫巾1片、无菌棉签1包、胶布、纸、笔）（图19.1）。

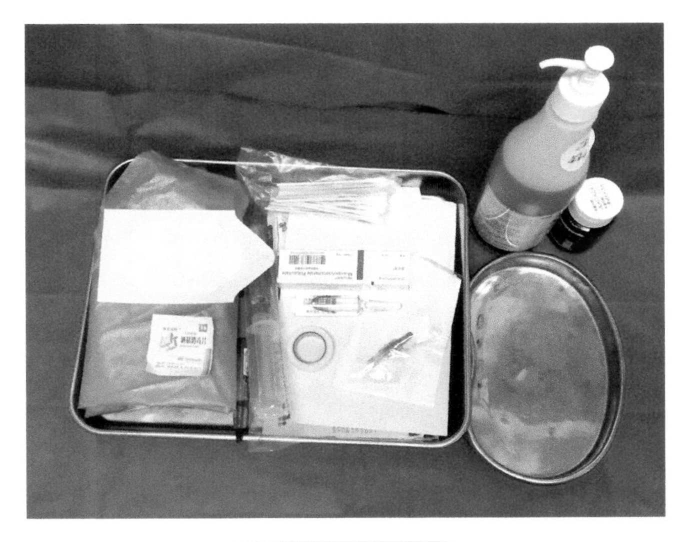

图19.1 用物准备

19.2 环境准备

（1）10mL预充式导管冲洗器排气，暂停使用PICC导管，将输液器和PICC输液接头分离，75%酒精棉片消毒输液接头，接10mL预充式导管冲洗器冲封管。

（2）注意保暖，将患儿置于暖箱或辐射床。

[1] 无预充式导管冲洗器的可使用相应规格的注射器及冲洗液。

19.3 患儿准备

取平卧位，置管侧肢体外展45°～90°角。

19.4 操作者准备

衣帽整洁，执行六步洗手法，整个步骤不少于15s，戴口罩。

19.5 核对患儿信息

携用物至床旁，双人用两种以上的方法核对患儿身份信息（床号、姓名、性别、住院号）。

19.6 铺垫巾

将垫巾铺于患儿置管侧肢体下方。

19.7 去除旧的敷料

0°角去除旧的敷料。

19.8 评估

评估穿刺点静脉炎的程度（图19.2）。

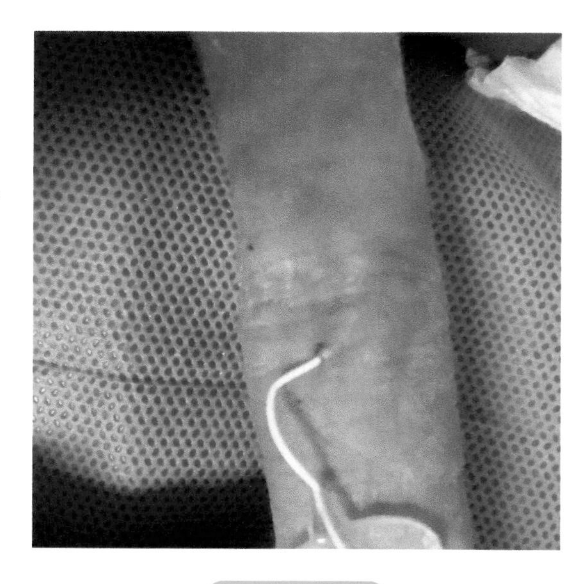

图19.2 评估

19.9　处理

19.9.1　手卫生

执行六步洗手法，整个步骤不少于15s。

19.9.2　冲封管

10mL预冲式冲管注射器排气，暂停使用PICC导管（图19.3），将输液器和PICC输液接头分离（图19.4），用75%酒精棉片消毒输液接头，接10mL预冲式冲管注射器冲封管。

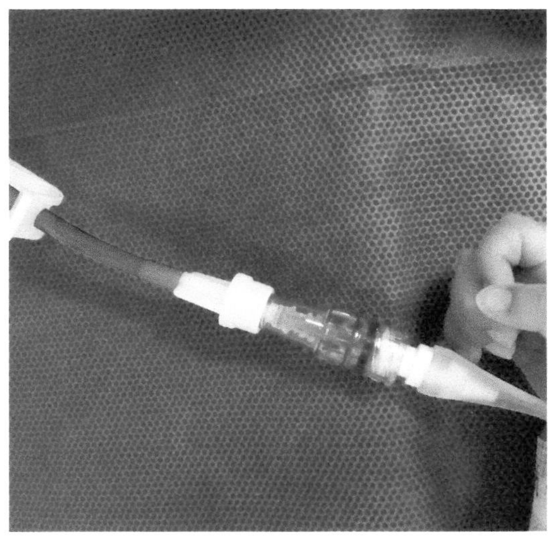

图19.3　暂停使用PICC导管

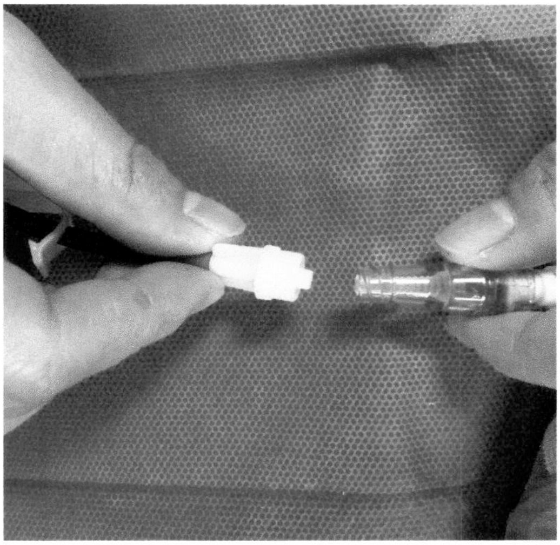

图19.4　分离输液器

19.9.3　再次手卫生

执行六步洗手法，整个步骤不少于15s。

19.9.4　开包

打开PICC维护包，戴无菌手套。

19.9.5　备消毒用品

备好75%酒精棉球和0.5%碘伏棉球。

19.9.6 更换敷料

消毒穿刺点（图19.5），更换透明敷料。

19.9.7 Ⅰ度静脉炎

局部涂上喜疗妥软膏（图19.6），每天四次，涂抹范围长度为敷料上方沿静脉走向至肩部，宽度＞5cm（图19.7），并轻轻按摩（图19.8）。

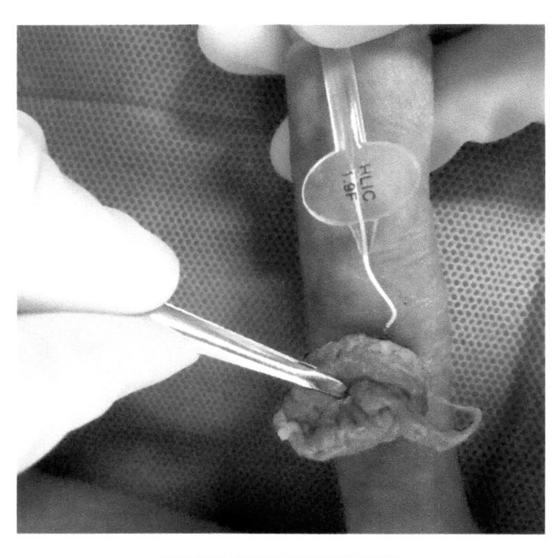

图19.5 消毒穿刺点

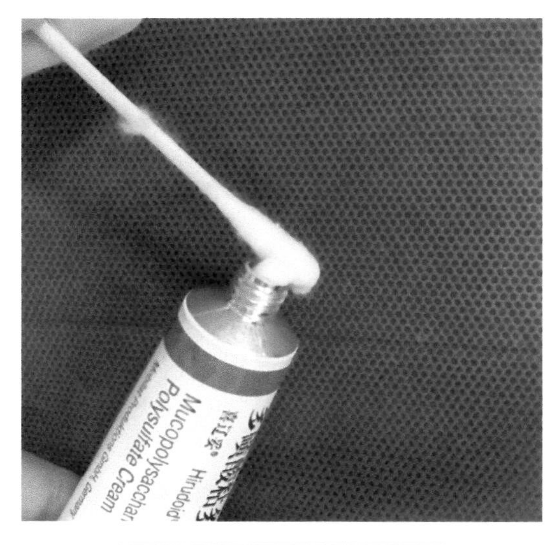

图19.6 局部涂以喜疗妥软膏

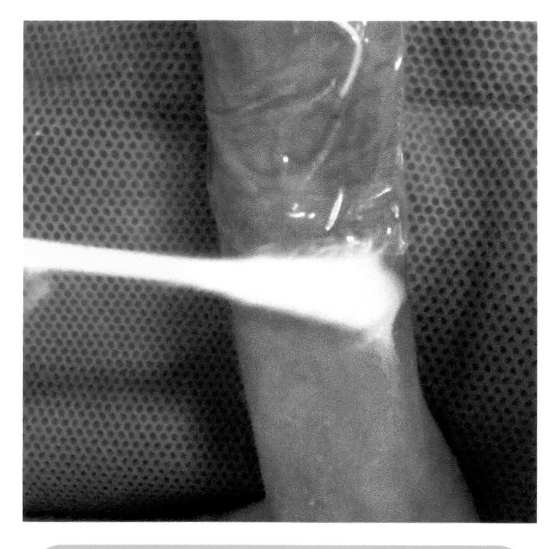

图19.7 涂抹范围长度为敷料上方，沿静脉走向至肩部，宽度＞5cm

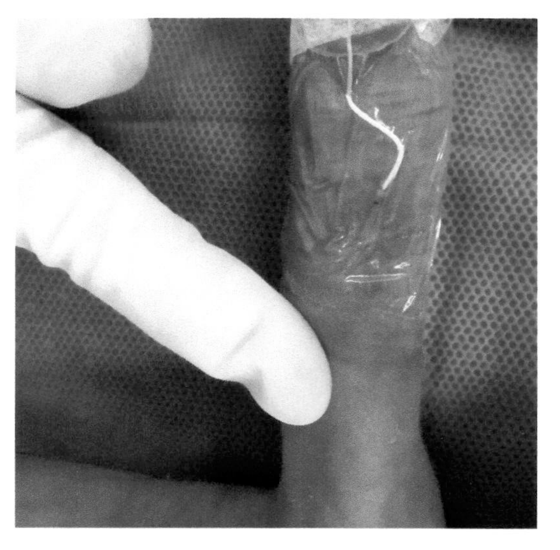

图19.8 轻轻按摩

19.9.8 Ⅱ度静脉炎

在红、肿、热、痛部位用50%硫酸镁（图19.9）湿敷，每次30min，并涂上喜疗妥软膏，每天四次，涂抹范围长度为敷料上方沿静脉走向至肩部，宽度＞5cm。

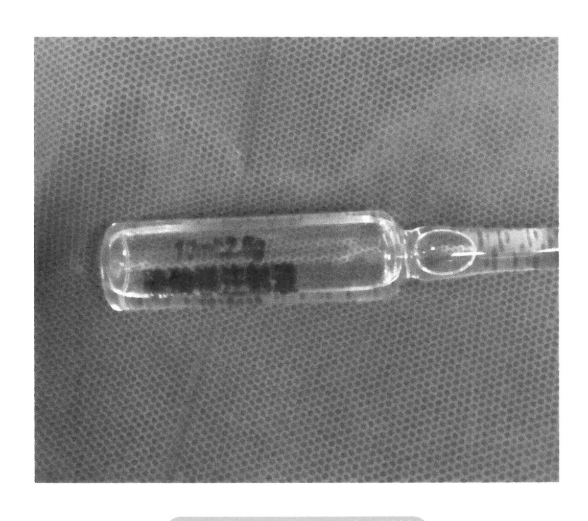

图19.9　50%硫酸镁

19.10 再次核对

双人用两种以上的方法核对患儿身份信息（床号、姓名、性别、住院号）。

19.11 抬高置管侧肢体

整理床单位，抬高置管侧肢体（图19.10），促进静脉回流，以缓解局部症状。

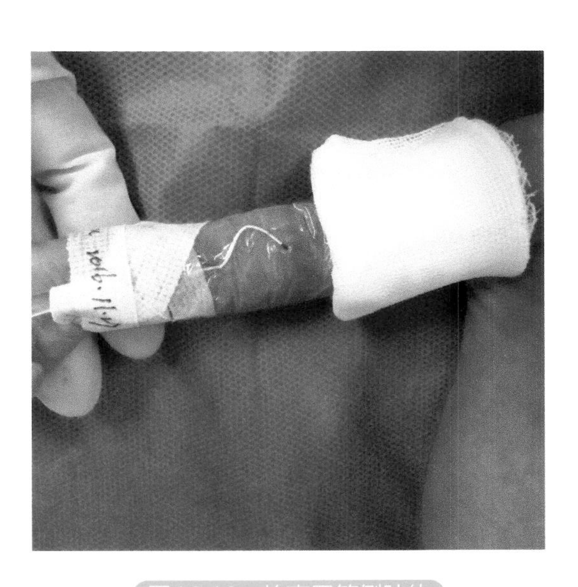

图19.10　抬高置管侧肢体

19.12 手卫生

执行六步洗手法，整个步骤不少于15s。

19.13 记录

记录机械性静脉炎的程度、患儿的体征及处理措施。

19.14 健康教育

（1）与责任护士做好床旁交接班。

（2）暂停使用PICC导管并做好标识。

（3）加强巡视，及时用药，严密观察机械性静脉炎的转归情况。

20 新生儿经外周静脉置入中心静脉导管置管后穿刺点渗血的处理

20.1 用物准备

免洗手消毒液、75%酒精、弯盘、治疗盘（内放置PICC维护包、无菌手套1副、6cm×7cm无菌透明敷料1片、明胶海绵1包、弹力绷带1卷、0.9%氯化钠注射液100mL 1袋、垫巾1片、无菌棉签1包、胶布、纸、笔）（图20.1）。

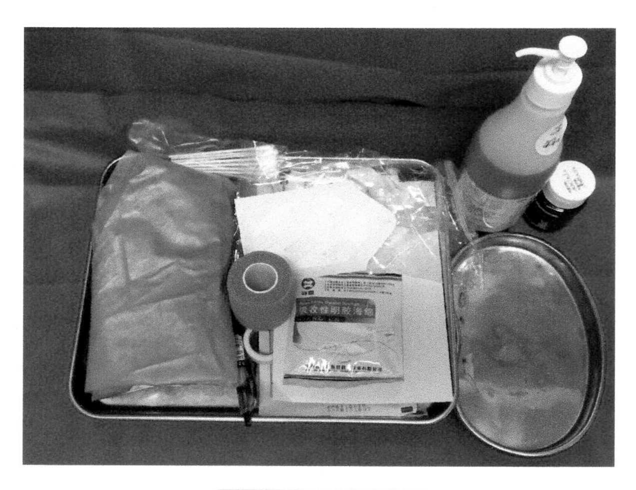

图20.1 用物准备

20.2 核对患儿信息

携用物至床旁，双人用两种以上的方法核对患儿身份信息（床号、姓名、性别、住院号）。

20.3 手卫生

执行六步洗手法，整个步骤不少于15s。

20.4 评估

观察穿刺点渗血情况，判断穿刺点渗血级别。

20.5 处理

20.5.1 穿刺点0－Ⅰ级渗血

如图20.2所示。

（1）术后24h换药，继续用无菌纱布压迫止血再盖上透明敷料，每班观察，少量渗血不予干预，48h后再更换敷料，避免损伤已经结痂或愈合的伤口，导致再次出血。

（2）保持患儿安静，避免翻身对置管侧肢体的压迫。

（3）严禁在PICC置管侧肢体进行医疗护理操作，如测血压、检测血糖。

20.5.2 穿刺点Ⅱ级渗血

如图20.3所示。

（1）执行六步洗手法，整个步骤不少于15s。

（2）使用弹力绷带加压固定止血（图20.4），注意弹力绷带不宜缠绕过紧，否则静脉回流不畅会导致肢体肿胀不适。

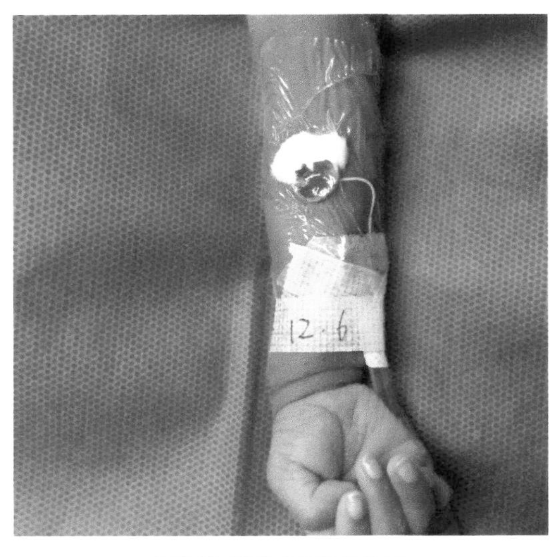

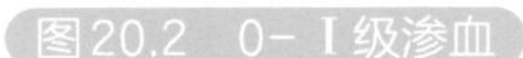

图20.2　0－Ⅰ级渗血

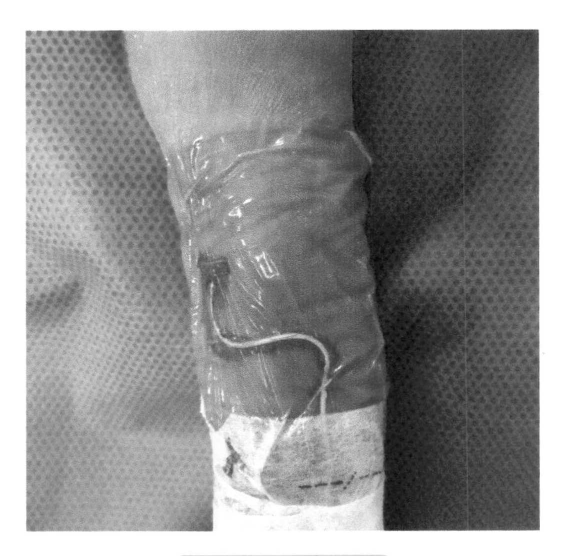

图20.3　Ⅱ级渗血

（3）保持患儿安静，避免翻身对置管侧肢体的压迫。

（4）严禁在PICC置管侧肢体进行医疗护理操作，如测血压、检测血糖。

20.5.3 穿刺点Ⅲ级渗血

如图20.5所示。

（1）手卫生　执行六步洗手法，整个步骤不少于15s。

（2）去除旧的敷料。

（3）打开PICC维护包（图20.6），备好无菌生理盐水纱布。

（4）将止血用的明胶海绵（图20.7）和无菌敷料放入无菌区内。

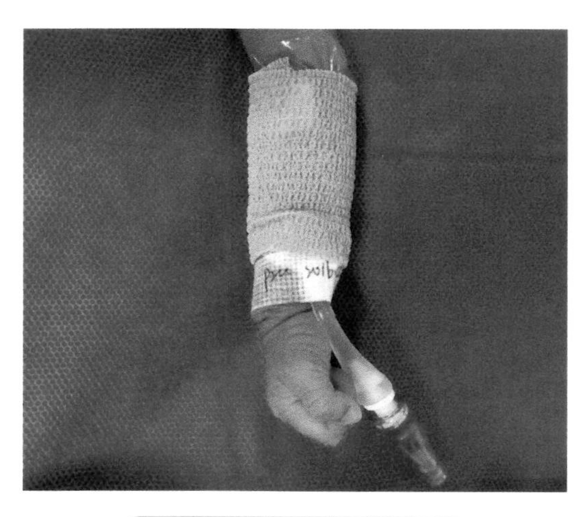

图20.4　弹力绷带加压固定

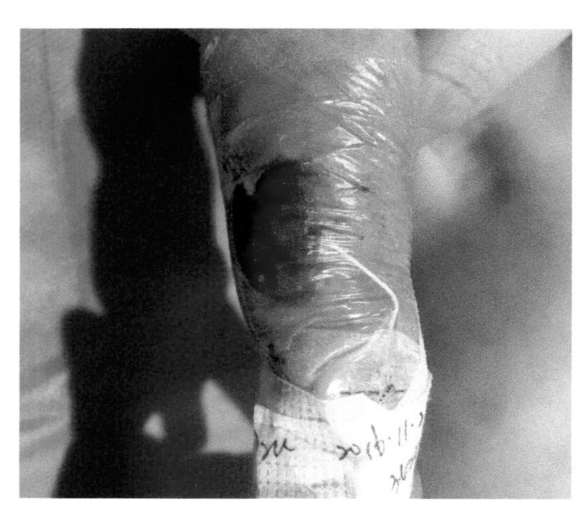

图20.5　Ⅲ级渗血

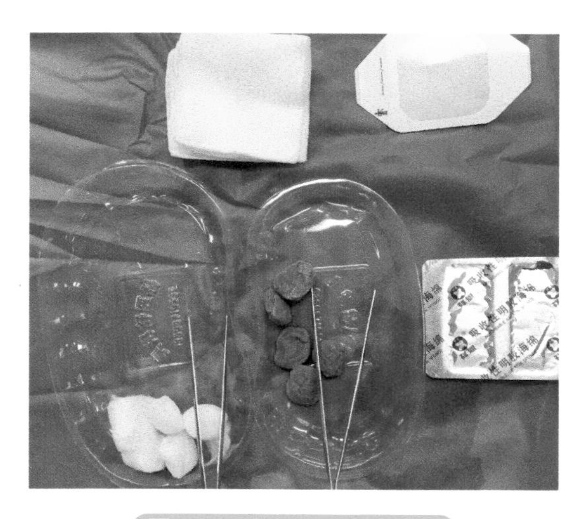

图20.6　打开PICC维护包

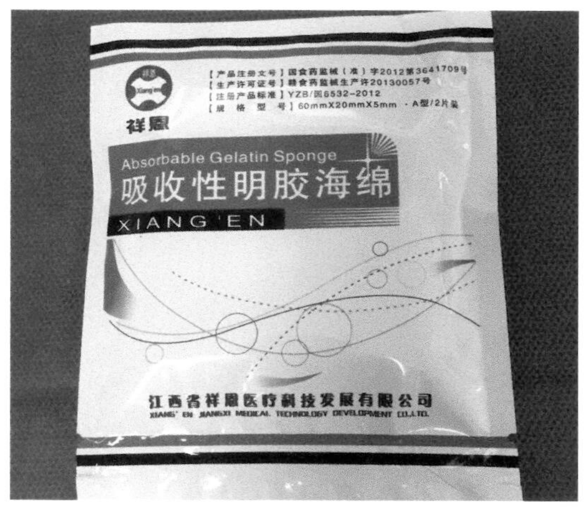

图20.7　明胶海绵

（5）戴无菌手套。

（6）用无菌生理盐水纱布清洁穿刺点周围的渗血。

（7）在穿刺点上放置明胶海绵，然后在穿刺上方加盖无菌纱布（图20.8），粘贴透明敷料固定（图20.9）。

（8）弹力绷带加压包扎24h，并及时向医生汇报局部渗血情况。

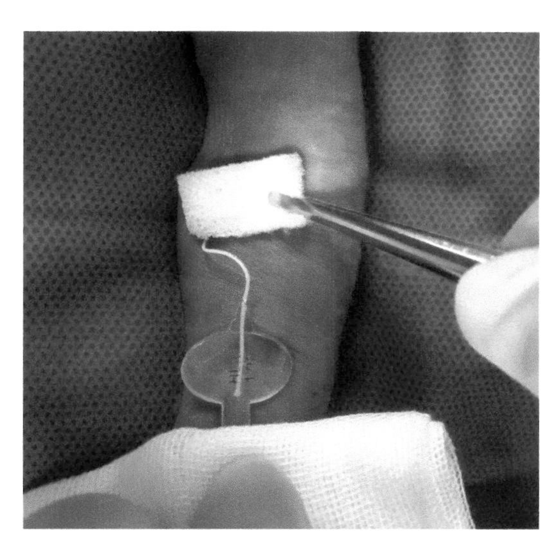

图20.8　加盖无菌纱布

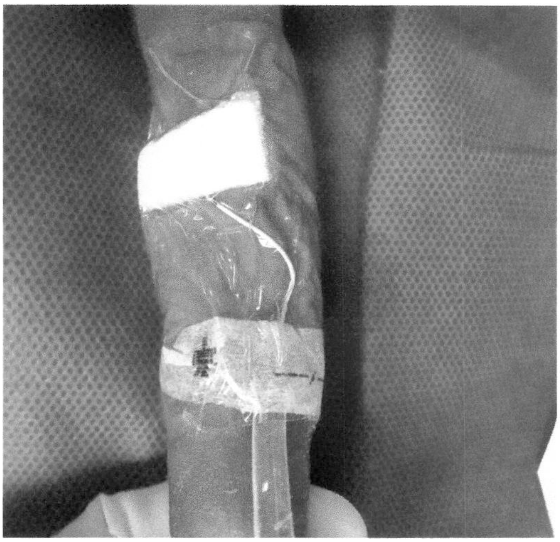

图20.9　固定

（9）再次核对　双人用两种以上的方法核对患儿身份信息（床号、姓名、性别、住院号）。

（10）待渗血级别降至0级，解除弹力绷带，1～2天更换敷料1次，用无菌纱布压按压住穿刺点，再盖上透明敷料。

20.6　整理用物

洗手，整理用物，医疗废物分类放置。

20.7　记录

记录穿刺点渗血情况及处理措施。

20.8 健康教育

（1）与责任护士做好床边交接班。

（2）保持患儿安静，避免翻身对置管侧肢体的压迫。

（3）严禁在PICC 置管侧肢体进行医疗护理操作，如测血压、检测血糖。

（4）加强巡视，注意观察渗血转归情况。

附录A　六步洗手法

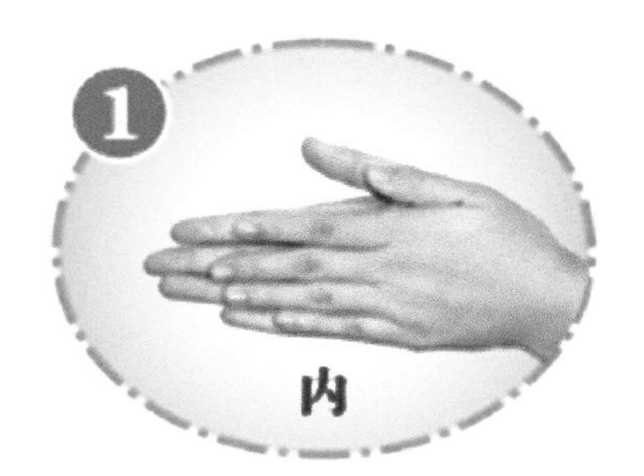

掌心相对，手指并拢，相互搓揉

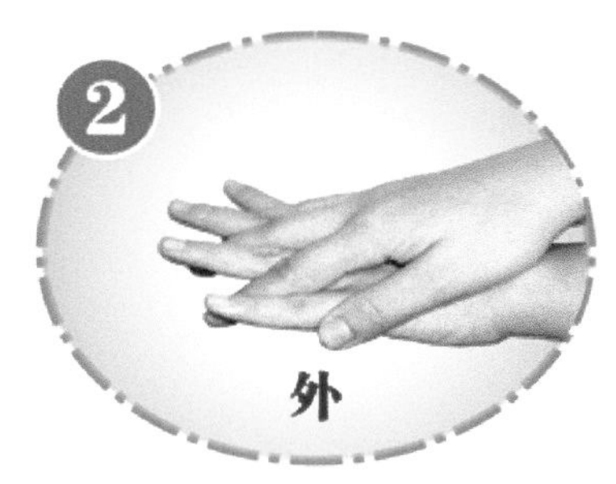

手指交叉，掌心对手背揉搓

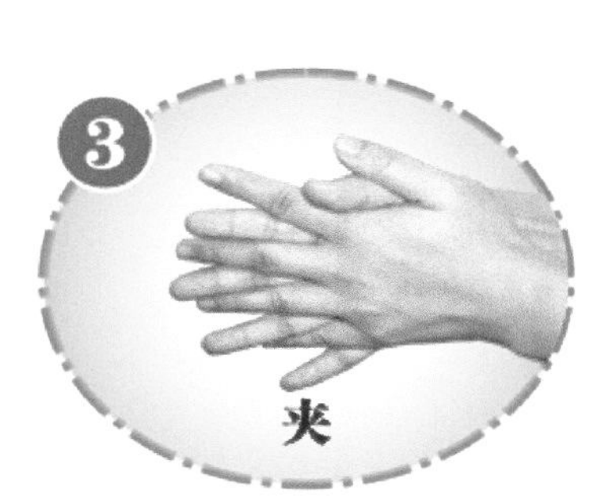

手指交叉，掌心相对揉搓

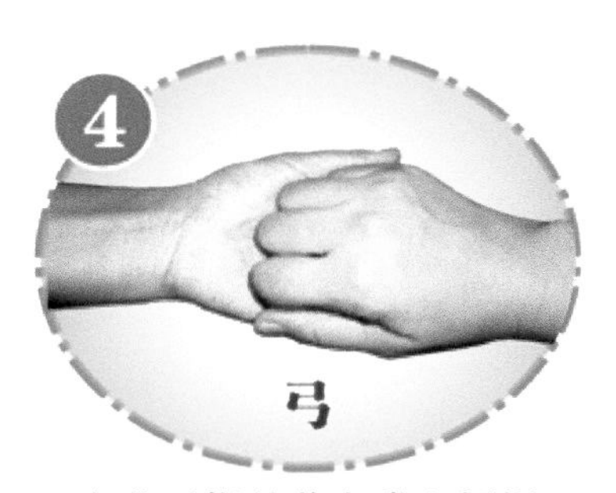

弯曲手指关节在掌心揉搓

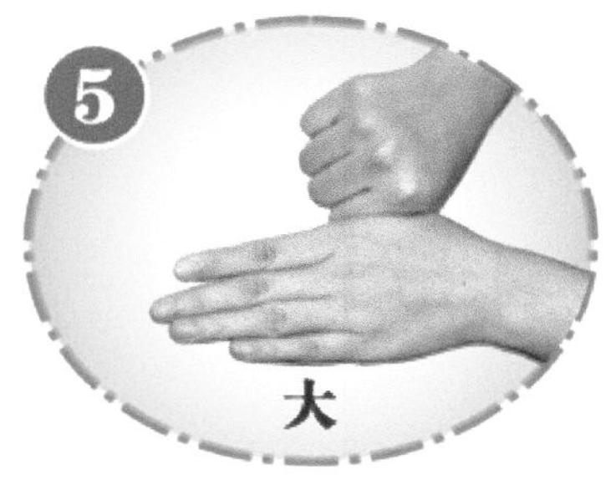

拇指在掌中揉搓

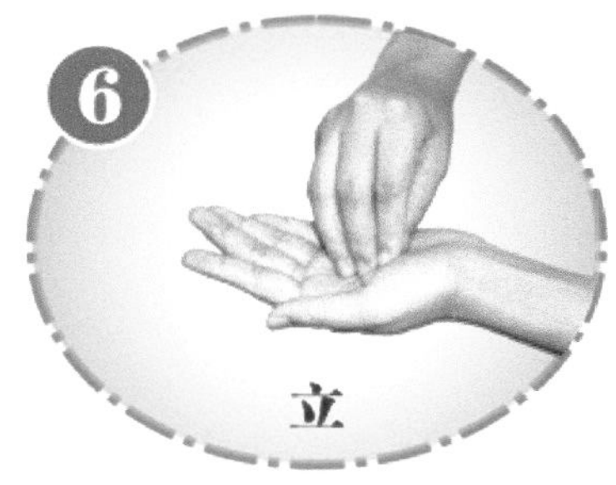

指尖在掌心揉搓

附录B　中华人民共和国卫生行业标准静脉治疗护理技术操作规范

拼音

WS/T 433—2013 jìng mài zhì liáo hù lǐ jì shù cāo zuò guī fàn

英文参考

WS/T 433—2013 Nursing practice standards for intravenous therapy

ICS 11.020

C 50

中华人民共和国卫生行业标准

WS/T 433—2013《静脉治疗护理技术操作规范》（Nursing practice standards for intravenous therapy）由中华人民共和国国家卫生和计划生育委员会于2013年11月14日发布，自2014年5月1日起实施。

静脉治疗护理技术操作规范

前言

本标准根据《医疗机构管理条例》和《护士条例》制定。

本标准按照GB/T 1.1—2009给出的规则起草。

本标准起草单位：中国医学科学院北京协和医院、中国医学科学院肿瘤医院、首都医科大学附属北京友谊医院、浙江大学医学院附属邵逸夫医院、中南大学湘雅医院、四川大学华西医院、北京大学第一医院、浙江大学医学院附属第二医院、中山大学附属第一医院、江苏省肿瘤医院、卫生部医院管理研究所。

本标准主要起草人：吴欣娟、徐波、郑一宁、赵林芳、孙文彦、贺连香、罗艳丽、崔琳、杨宏艳、赵锐祎、胡丽茎、孟爱风、曹晶、么莉。

1 范围

本标准规定了静脉治疗护理技术操作的要求。

本标准适用于全国各级各类医疗机构从事静脉治疗护理技术操作的医务人员。

2 规范性引用文件

下列文件对于本文件的应用是必不可少的。凡是注日期的引用文件，仅注日期的版本适用于本文件。凡是不注日期的引用文件，其最新版本（包括所有的修改单）适用于本文件。

GBZ/T 213　血源性病原体职业接触防护导则

WS/T 313　医务人员手卫生规范

3 术语和定义

下列术语和定义适用于本文件。

3.1 静脉治疗（infusion therapy）

将各种药物（包括血液制品）以及血液，通过静脉注入血液循环的治疗方法，包括静脉注射、静脉输液和静脉输血；常用工具包括注射器、输液（血）器、一次性静脉输液钢针、外周静脉留置针、中心静脉导管、经外周静脉置入中心静脉导管、输液港以及输液附加装置等。

3.2 中心静脉导管（central venous catheter）

经锁骨下静脉、颈内静脉、股静脉置管，尖端位于上腔静脉或下腔静脉的导管。

3.3 经外周静脉置入中心静脉导管（peripherally inserted central catheter）

经上肢贵要静脉、肘正中静脉、头静脉、肱静脉、颈外静脉（新生儿还可通过下肢大隐静脉、头部颞静脉、耳后静脉等）穿刺置管，尖端位于上腔静脉或下腔静脉的导管。

3.4 输液港（implantable venous access port）

完全植入人体内的闭合输液装置，包括尖端位于上腔静脉的导管部分及埋植于皮下的注射座。

3.5 无菌技术（aseptic technique）

在执行医疗、护理操作过程种，防止一切微生物侵入机体，保持无菌物品及无菌区域不被污染的技术。

3.6 导管相关性血流感染（Catheter related blood stream infection）

带有血管内导管或者拔除血管内导管48h内的患者出现菌血症或真菌血症，并伴有发热（体温＞38℃）、寒战或低血压等感染表现，除血管导管外没有其他明确的感染源。实验室微生物学检查显示：外周静脉血培养细菌或真菌阳性，或者从导管段和外周血培养出相同种类、相同药敏结果的致病菌。

3.7 药物渗出（infiltration of drug）

静脉输液过程中，非腐蚀性药液进入静脉管腔以外的周围组织。

3.8 药物外渗（extravasatioN of drug）

静脉输液过程中，腐蚀性药液进入静脉管腔以外的周围组织。

3.9 药物外溢（spill of drug）

在药物配置及使用过程中，药物意外溢出暴露于环境中，如皮肤表面、台面、地面等。

4 缩略语

下列缩略语适用于本文件：

CVC：中心静脉导管（central venous catheter）

PICC：经外周静脉置入中心静脉导管（peripherally inserted central catheter）

PN：肠外营养（parenteral nutrition）

PORT：输液港（implantable venous access port）

PVC：外周静脉导管（peripheral venous catheter）

5 基本要求

5.1 静脉药物的配置和使用应在洁净的环境中完成。

5.2 实施静脉治疗护理技术操作的医务人员应为注册护士、医师和乡村医生，并应定期进行静脉治疗所必须的专业知识及技能培训。

5.3 PICC置管操作应由经过PICC专业知识与技能培训、考核合格且有5年及以上临床工作经验的操作者完成。

5.4 应对患者和照顾者进行静脉治疗、导管使用及维护等相关知识的教育。

6 操作程序

6.1 基本原则

6.1.1 所有操作应执行查对制度并对患者进行两种以上方式的身份识别，询问过敏史。

6.1.2 穿刺针、导管、注射器、输液（血）器及输液附加装置等应一人一用一灭菌，一次性使用的医疗器具不应重复使用。

6.1.3 易发生血源性病原体职业暴露的高危病区宜选用一次性安全型注射和输液装置。

6.1.4 静脉注射、静脉输液、静脉输血及静脉导管穿刺和维护应遵循无菌技术操作原则。

6.1.5 操作前后应执行WS/T 313规定，不应以戴手套取代手卫生。

6.1.6 置入PVC时宜使用清洁手套，置入PICC时宜遵守最大无菌屏障原则。

6.1.7 PICC穿刺以及PICC、CVC、PORT维护时，宜使用专用护理包。

6.1.8 穿刺及维护时应选择合格的皮肤消毒剂，宜选用2%葡萄糖酸氯己定乙醇溶液（年龄＜2个月的婴儿慎用）、有效碘浓度不低于0.5%的碘伏或2%碘酊溶液、75%酒精。

6.1.9 消毒时应以穿刺点为中心擦拭，至少消毒两遍或遵循消毒剂使用说明书，待自然干燥后方可穿刺。

6.1.10 置管部位不应接触丙酮、乙醚等有机溶剂，不宜在穿刺部位使用抗菌油膏。

6.2 操作前评估

6.2.1 评估患者的年龄、病情、过敏史、静脉治疗方案、药物性质等，选择合适的输注途径和静脉治疗工具。

6.2.2 评估穿刺部位皮肤情况和静脉条件，在满足治疗需要的情况下，尽量选择较细、较短的导管。

6.2.3 一次性静脉输液钢针宜用于短期或单次给药，腐蚀性药物不应使用一次性静脉输液钢针。

6.2.4 外周静脉留置针宜用于短期静脉输液治疗，不宜用于腐蚀性药物等持续性静脉输注。

6.2.5 PICC宜用于中长期静脉治疗，可用于任何性质的药物输注，不应用于高压注射泵注射造影剂和血流动力学监测（耐高压导管除外）。

6.2.6 CVC可用于任何性质的药物输注、血流动力学的监测，不应用于高压注射泵注射造影剂（耐高压导管除外）。

6.2.7 PORT可用于任何性质的药物输注，不应使用高压注射泵注射造影剂（耐高压导管除外）。

6.3 穿刺

6.3.1 PVC穿刺

6.3.1.1 包括一次性静脉输液钢针穿刺和外周静脉留置针穿刺。

6.3.1.2 PVC穿刺应按以下步骤进行

a）取舒适体位，解释说明穿刺目的及注意事项；

b）选择穿刺静脉，皮肤消毒；

c）穿刺点上方扎止血带，绷紧皮肤穿刺进针，见回血后可再次进入少许；

d）如为外周静脉留置针则固定针芯，送外套管入静脉，退出针芯，松止血带；

e）选择透明或纱布类无菌敷料固定穿刺针，敷料外应注明日期、操作者签名。

6.3.1.3 PVC穿刺时应注意以下事项

a）宜选择上肢静脉作为穿刺部位，避开静脉瓣、关节部位以及有疤痕、炎症、硬结等处的静脉；

b）成年人不宜选择下肢静脉进行穿刺；

c）小儿不宜首选头皮静脉；

d）接受乳房根治术和腋下淋巴结清扫术的患者应选健侧肢体进行穿刺，有血栓史和血管手术史的静脉不应进行置管；

e）一次性静脉输液钢针穿刺处的皮肤消毒范围直径应≥5cm，外周静脉留置针穿刺处的皮肤消毒范围直径应≥8cm，应待消毒液自然干燥后再进行穿刺；

f）应告知患者穿刺部位出现肿胀、疼痛等异常不适时，及时告知医务人员。

6.3.2 PICC穿刺

6.3.2.1 PICC穿刺应按以下步骤进行

a）核对确认置管医嘱，查看相关化验报告；

b）确认已签署置管知情同意书；

c）取舒适体位，测量置管侧的臂围和预置管长度，手臂外展与躯干呈45°～90°，对患者需要配合的动作进行指导；

d）以穿刺点为中心消毒皮肤，直径≥20cm，铺巾，建立最大化无菌屏障；

e）用生理盐水预冲导管、检查导管完整性；

f）在穿刺点上方扎止血带，按需要进行穿刺点局部浸润麻醉，实施静脉穿刺，见回血后降低角度进针少许，固定针芯，送入外套管，退出针芯，将导管均匀缓慢送入至预测量的刻度；

g）抽回血，确认导管位于静脉内，冲封管后应选择透明或纱布类无菌敷料固定导管，敷料外应注明日期、操作者签名；

h）通过X线片确定导管尖端位置；

i）应记录穿刺静脉、穿刺日期、导管刻度、导管尖端位置等，测量双侧上臂臂围并与置管前对照。

6.3.2.2 PICC穿刺时应注意以下事项

a）接受乳房根治术或腋下淋巴结清扫的术侧肢体、锁骨下淋巴结肿大或有肿块侧、安装起搏器侧不宜进行同侧置管，患有上腔静脉压迫综合征的患者不宜进行置管；

b）宜选择肘部或上臂静脉作为穿刺部位，避开肘窝、感染及有损伤的部位；新生儿还可选择下肢静脉、头部静脉和颈部静脉；

c）有血栓史、血管手术史的静脉不应进行置管；放疗部位不宜进行置管。

6.4 应用

6.4.1 静脉注射

6.4.1.1 应根据药物及病情选择适当推注速度。

6.4.1.2 注射过程中，应注意患者的用药反应。

6.4.1.3 推注刺激性、腐蚀性药物过程中，应注意观察回血情况，确保导管在静脉管腔内。

6.4.2 静脉输液

6.4.2.1 应根据药物及病情调节滴速。

6.4.2.2 输液过程中，应定时巡视，观察患者有无输液反应，穿刺部位有无红、肿、热、痛、渗出等表现。

6.4.2.3 输入刺激性、腐蚀性药物过程中，应注意观察回血情况，确保导管在静脉内。

6.4.3 PN

6.4.3.1 宜由经培训的医护人员在层流室或超净台内进行配制。

6.4.3.2 配好的PN标签上应注明科室、病案号、床号、姓名、药物的名称、剂量、配制日期和时间。

6.4.3.3 宜现用现配，应在24h内输注完毕。

6.4.3.4 如需存放，应置于4℃冰箱内．并应复温后再输注。

6.4.3.5 输注前应检查有无悬浮物或沉淀，并注明开始输注的日期及时间。

6.4.3.6 应使用单独输液器匀速输注。

6.4.3.7 单独输注脂肪乳剂时，输注时间应严格遵照药物说明书。

6.4.3.8 在输注的PN中不应添加任何药物。

6.4.3.9 应注意观察患者对PN的反应，及时处理并发症并记录。

6.4.4 密闭式输血

6.4.4.1 输血前应了解患者血型、输血史及不良反应史。

6.4.4.2 输血前和床旁输血时应分别双人核对输血信息，无误后才可输注。

6.4.4.3 输血起始速度宜慢，应观察15min无不适后再根据患者病情、年龄及输注血液制品的成分调节滴速。

6.4.4.4 血液制品不应加热，不应随意加入其他药物。

6.4.4.5 全血、成分血和其他血液制品应从血库取出后30min内输注，1个单位的全血或成分血应在4h内输完。

6.4.4.6 输血过程中应对患者进行监测。

6.4.4.7 输血完毕应记录，空血袋应低温保存24h。

6.5 静脉导管的维护

6.5.1 冲管及封管

6.5.1.1 经PVC输注药物前宜通过输入生理盐水确定导管在静脉内；经PICC、CVC、PORT输注药物前宜通过回抽血液来确定导管在静脉内。

6.5.1.2 PICC、CVC、PORT的冲管和封管应使用10mL及以上注射器或一次性专用冲洗装置。

6.5.1.3 给药前后宜用生理盐水脉冲式冲洗导管，如果遇到阻力或者抽吸无回血，应进一步确定导管的通畅性，不应强行冲洗导管。

6.5.1.4 输液完毕应用导管容积加延长管容积2倍的生理盐水或肝素盐水正压封管。

6.5.1.5 肝素盐水的浓度PORT可用100U/mL，PICC及CVC可用0 ～ 10U/mL。

6.5.1.6 连接PORT时应使用专用的无损伤针穿刺，持续输液时无损伤针应每7天更换一次。

6.5.1.7 PORT在治疗间歇期应至少每4周维护一次。

6.5.1.8 PICC导管在治疗间歇期间应至少每周维护一次。

6.5.2 敷料的更换

6.5.2.1 应每日观察穿刺点及周围皮肤的完整性。

6.5.2.2 无菌透明敷料应至少每7天更换一次，无菌纱布敷料应至少每2天更换一次；若穿刺部位发生渗液、渗血时应及时更换敷料；穿刺部位的敷料发生松动、污染等完整性受损时应立即更换。

6.6 输液（血）器及输液附加装置的使用

6.6.1 输注药品说明书所规定的避光药物时，应使用避光输液器。

6.6.2 输注脂肪乳剂、化疗药物以及中药制剂时宜使用精密过滤输液器。

6.6.3 输注的两种不同药物间有配伍禁忌时，在前一种药物输注结束后，应冲洗或更换输液器，并冲洗导管，再接下一种药物继续输注。

6.6.4 使用输血器时，输血前后应用无菌生理盐水冲洗输血管道；连续输入不同供血者的血液时，应在前一袋血输尽后，用无菌生理盐水冲洗输血器，再接下一袋血继续输注。

6.6.5 输液附加装置包括三通、延长管、肝素帽、无针接头、过滤器等，应尽可能减少输液附加装置的使用。

6.6.6 输液附加装置宜选用螺旋接口，常规排气后与输液装置紧密连接。

6.6.7 经输液接头（或接口）进行输液及推注药液前，应使用消毒剂多方位擦拭各种接头（或接口）的横切面及外围。

6.7 输液（血）器及输液附加装置的更换

6.7.1 输液器应每24h更换1次，如怀疑被污染或完整性受到破坏时，应立即更换。

6.7.2 用于输注全血、成分血或生物制剂的输血器宜4h更换一次。

6.7.3 输液附加装置应和输液装置一并更换，在不使用时应保持密闭状态，其中任何一部分的完整性受损时都应及时更换。

6.7.4 外周静脉留置针附加的肝素帽或无针接头宜随外周静脉留置针一起更换；PICC、CVC、

PORT附加的肝素帽或无针接头应至少每7天更换一次；肝素帽或无针接头内有血液残留、完整性受损或取下后，应立即更换。

6.8 导管的拔除

6.8.1 外周静脉留置针应72h～96h更换一次。

6.8.2 应监测静脉导管穿刺部位，并根据患者病情、导管类型、留置时间、并发症等因素进行评估，尽早拔除。

6.8.3 PICC留置时间不宜超过一年或遵照产品使用说明书。

6.8.4 静脉导管拔除后应检查导管的完整性，PICC、CVC、PORT还应保持穿刺点24h密闭。

7 静脉治疗相关并发症处理原则

7.1 静脉炎

7.1.1 应拔除PVC，可暂时保留PICC；及时通知医师，给予对症处理。

7.1.2 将患肢抬高、制动，避免受压，必要时，应停止在患肢静脉输液。

7.1.3 应观察局部及全身情况的变化并记录。

7.2 药物渗出与药物外渗

7.2.1 应立即停止在原部位输液，抬高患肢，及时通知医师，给予对症处理。

7.2.2 观察渗出或外渗区域的皮肤颜色、温度、感觉等变化及关节活动和患肢远端血运情况并记录。

7.3 导管相关性静脉血栓形成

7.3.1 可疑导管相关性静脉血栓形成时，应抬高患肢并制动，不应热敷、按摩、压迫，立即通知医师对症处理并记录。

7.3.2 应观察置管侧肢体、肩部、颈部及胸部肿胀、疼痛、皮肤温度及颜色、出血倾向及功能活动情况。

7.4 导管堵塞

7.4.1 静脉导管堵塞时，应分析堵塞原因，不应强行推注生理盐水。

7.4.2 确认导管堵塞时，PVC应立即拔除，PICC、CVC、PORT应遵医嘱及时处理并记录。

7.5 导管相关性血流感染

可疑导管相关性血流感染时，应立即停止输液，拔除PVC，暂时保留PICC、CVC、PORT，遵医嘱给予抽取血培养等处理并记录。

7.6 输液反应

7.6.1 发生输液反应时，应停止输液，更换药液及输液器，通知医生，给予对症处理，并保留原有药液及输液器。

7.6.2 应密切观察病情变化并记录。

7.7 输血反应

7.7.1 发生输血反应立即减慢或停止输血，更换输血器，用生理盐水维持静脉通畅，通知医生给予对症处理，保留余血及输血器，并上报输血科。

7.7.2 应密切观察病情变化并记录。

8 职业防护

8.1 针刺伤防护

针刺伤防护操作按GBZ/T 213执行。

8.2 抗肿瘤药物防护

8.2.1 配制抗肿瘤药物的区域应为相对独立的空间，宜在Ⅱ级或Ⅲ级垂直层流生物安全柜内配制。

8.2.2 使用抗肿瘤药物的环境中，可配备溢出包，内含防水隔离衣、一次性口罩、乳胶手套、面罩、护目镜、鞋套、吸水垫及垃圾袋等。

8.2.3 配药时操作者应戴双层手套（内层为PVC手套，外层为乳胶手套）、一次性口罩；宜穿防水、无絮状物材料制成、前部完全封闭的隔离衣；可佩戴护目镜；配药操作台面应垫以防渗透吸水垫，污染或操作结束时应及时更换。

8.2.4 给药时，操作者宜戴双层手套和一次性口罩。静脉给药时宜采用全密闭式输注系统。

8.2.5 所有抗肿瘤药物污染物品应丢弃在有毒性药物标识的容器中。

8.2.6 抗肿瘤药物外溢时按以下步骤进行处理。

a）操作者应穿戴个人防护用品；

b）应立即标明污染范围，粉剂药物外溢应使用湿纱布垫擦拭，水剂药物外溅应使用吸水纱布垫吸附，污染表面应使用清水清洗；

c）如药液不慎溅在皮肤或眼睛内，应立即用清水反复冲洗；

d）记录外溢药物名称、溢出时间、溢出量、处理过程以及受污染的人员。

参考文献

[1] WS/T 433—2013《静脉治疗护理技术操作规范》(Nursing practice standards for intravenous therapy)，中华人民共和国国家卫生和计划生育委员会，2013.

[2] 美国静脉输液护理学会（INS）. 输液治疗操作指南，美国静脉输液护理杂志，2016.

[3] 卢苇，陈丽丽. 静脉输液专科护士实践手册. 北京：化学工业出版社，2013.

[4] 乔爱珍，苏迅. 外周中心静脉导管技术与管理. 北京：人民军医出版社，2010.

[5] 王建荣，蔡虻，呼滨，等. 输液治疗护理实践指南与实施细则. 北京：人民军医出版社，2009.

[6] 美国静脉输液护理学会（INS）. 输液护理操作指南. 美国静脉输液护理杂志，2011.

[7] 朱金雁. 静脉留置针在儿科输液中的应用及效果评价. 中国实用护理杂志，2012，28（3）：42.

[8] 吕微，宋葵. 静脉留置针留置时间及影响因素的研究进展. 中国实用护理杂志，2009，25（10A）：61-62.

[9] 张红，王燕. 静脉留置针与可来福接头联合应用于化疗患儿的效果评价. 中国实用护理杂志，2011，27（34）：35-36.

[10] 宋葵，肿瘤患者留置针经外周置入中心静脉导管致静脉血栓的护理. 中国实用护理杂志，2009，25（5A）：41-42.

[11] 朱凌，候雪琴，李红娟. 白血病患者PICC堵塞的原因分析及预防对策. 中国实用护理杂志，2011，27（33）：42-43.

[12] 沈煜，路红玲. 6例植入式静脉输液港并发症原因分析与护理. 全科护理杂志，2010，8（8）：2115-2116.

[13] 陈丽莉，何惠燕，毛晓群. 乳腺癌患者应用植入式中心静脉输液港的常见问题与对策. 中华护理杂志，2011，46（11）：1116-1117.

[14] Weinstein S M. Plumer' sprinciples and practice of intravenous therapy .8th. Philadelphia.PA：Lippincott Williams&Wikins，2006.

[15] 石琪，谢少清. 新生儿PICC植入技术的研究现状. 护理学报，2010，17（13）31-33.

[16] AleXanderM.Corrigan A.GorskiL. et al. In-fusion Nursing：An Evidense-Based Approch.3rd ed.StLouis，MO：Saunders/Elservier，2010：139-177, 456-494.

[17] 庄迎九，陈宁，胡雪，等. 超声引导下改良赛丁格技术在乳腺患者中的应用. 中国实用护理杂志，2012，28（2）：32-33.

[18] 章春芝，王桂英，薛志芳，等. 个性化质量管理在PICC置管患者中的应用效果. 护士进修杂志，2011，26（5）：455.

[19] 马姗，马容莉，林静. 超声引导和改良赛丁格技术置入PICC的研究进展. 护理学杂志，2010，25（9）：89.

[20] 言克莉，吴金凤，范伯强，等. 直接穿刺法在超声引导结合微插管鞘技术置入PICC中的应用. 中国实用护理杂志，2011, 27（34）：45-46.